Así controlé el cáncer

¿Cómo me mantengo saludable?

Luis Quijano

Así controlé el cáncer
¿Cómo me mantengo saludable?

Luis Fernando Quijano S.
Luisquijano947@gmail.com

Copright © septiembre de 2015 por Luis Fernando Quijano S.

ISBN-13: 978–1517055837
ISBN-10: 1517055830

Dedicatoria

Dedico este libro al Padre creador, quien dirigió mi mano, mi corazón y mi mente para transmitir el testimonio que aquí comparto.

"Yo soy la vid, y ustedes son las ramas. El que permanece unido a mí, y yo unido a él, da mucho fruto; pues sin mí no pueden ustedes hacer nada".

Juan 15:5

AGRADECIMIENTOS

Agradezco al Padre creador por darme una segunda oportunidad para restaurar lo que yo mismo dañé y por mostrarme que la vida es mucho más que levantarse cada día.

Agradezco a mi madre Stella y a mi padre Jesús que un acto de amor, después de una festiva noche decembrina, nací en septiembre, decidieran mi existencia.

Una creencia tradicional en Japón y China, cuenta que "un hilo rojo invisible conecta a aquellos que están destinados a encontrarse, sin importar tiempo, lugar o circunstancias. La hebra se puede estirar o contraer, pero nunca romper". Doy gracias al Padre creador por permitir hilar la vida de mi esposa Isabel con la mía.

Agradezco a mis hermanos Carlos y José Antonio, al igual que a la familia de Isabel, que es la mía, por su apoyo y sensibilidad.

Doy gracias por encontrar la bondad humana en persona que me han ayudado en la recuperación del equilibrio de mi salud. Espero tener el honor de conocer personalmente a varias de ellas.

Mi gratitud a todo aquel que me sirvió de inspiración por medio de un libro o testimonio con una historia similar a la mía.

Agradezco al personal médico que me ha tratado. Mi gratitud es infinita con el doctor Max Gerson, quien en vida concibió una terapia para sanar el cáncer, y con aquellas personas que han desarrollado estudios que vinculan la sanación con la alimentación. En especial agradezco a mi mentor Rodolfo y a su amable asistente, la señora Farina.

Agradezco a todo aquel que por medio de una llamada, un gesto o un mensaje, ha expresado su interés por mi condición de salud.

Doy gracias por todo lo que antes daba por hecho. El poder volver a sentir "el olvidado asombro de estar vivo", como dice el poema de Octavio Paz.

Contenido

INTRODUCCCION

Mi abuelo en una ocasión me dijo que un consejo debía darse sólo si era pedido, o del mismo dependía la vida de alguien.

Apoyado en esta opinión, me atrevo a compartir las decisiones que me han permitido enfrentar con éxito un ***cáncer de vejiga,*** manteniéndome saludable y agradecido.

Evito el entendible deseo de titular mi historia con la frase que se proclama con optimismo, *"así me curé del cáncer".* Acude a mi memoria la imagen alegre de alguna celebridad anunciando estar libre de la crónica condición, para tiempo después, enterarme que se llevaba a cabo su funeral.

Decir que un cáncer está curado es una verdad relativa. A los médicos les resulta una maravilla un período de cinco años a partir del diagnóstico, para que un paciente continúe con vida.

Mejor señal es para ellos que la malignidad no muestre signos de existencia a los diez años; sin embargo, se presentan casos de recaídas a los quince o veinte años. Por esto prefiero utilizar la palabra *"controlar"*, para significar una postura de alerta y moderación frente a un adversario agazapado, dispuesto a dar el zarpazo artero cuando se le ha dado por desterrado.

Me he visto cara a cara con un contrincante complejo que no tiene clemencia. Su presencia, recurrencia y letalidad, se ensaña día a día con algún conocido, un familiar, un amigo o una figura pública; sin embargo, hay gran desconocimiento de la misma, lo que la rodea de temores, mitos e ideas preconcebidas.

Bajo el nombre de cáncer se agrupan cientos de enfermedades, cada una objeto de estudios e investigaciones que han dado origen a un arsenal de palabras científicas extrañas y pesadas, que rotulan su naturaleza caprichosa y sus impredecibles características. Intento con la humildad que se adquiere después de un fuerte pisotón, contar mi lucha de una manera sencilla y clara, dejando a un lado la vanidad de usar términos que me puedan hacer parecer un experto. No lo soy. En este relato, resalto en negrilla y cursiva los vocablos médicos cuando encuentro inevitable su uso.

He buscado y ensayado diferentes alternativas, para mantener a raya o detener la división sin control de un proceso que se originó en una célula de mi cuerpo, que en algún momento decidió volverse loca.

En muchos documentos se afirma que las defensas naturales del organismo desempeñan un papel fundamental en la sanación del mismo. Día a día compruebo esta verdad.

Por fortuna no he estado solo en mi intento de recuperar la salud. El Padre creador, quien me dio la vida, me ha señalado la manera de conservar una chispa de su espíritu en mi cuerpo en recuperación, con un propósito y sentido de acuerdo con su voluntad. Las misiones y experiencias similares de otros seres humanos, por la manera que me han llegado y siguen llegando, las interpreto como acercamientos concertados por la Divinidad.

También he tenido la suerte de contar con un entorno amoroso y solidario, que toma forma a diario en mi esposa con los suyos, los míos, consejeros y amigos leales. Tal vez, el mejor momento en la vida para validar el cariño que tenemos y nos tienen, es durante el enfrentamiento con un contrincante cuyo lento y silencioso avance intenta ser implacable con nuestro cuerpo.

Los caminos que presento en mi relato no deben tomarse como fórmulas infalibles, a mí me han funcionado pero no pretendo imponerlos. Mi deseo es mostrar la forma cómo he intentado ayudar a mi organismo a protegerse del cáncer.

He dividido mi testimonio en tres secciones. En la primera parte narro los eventos y rutinas que sucedieron cuando decidí enfrentar la enfermedad desde la perspectiva médica. Cuento en la segunda, las prácticas que he realizado con métodos alternativos de sanación.

El enfoque espiritual es la tercera parte, incluyo en ella una visión de la muerte como una realidad ineludible, sin pesimismo ni drama. Acepto el designio divino sin tomar atajos.

Me seduce la imagen de concebir el universo como un tapiz infinito, en donde cada individuo está representado por un hilo. Estaré encantado si mis elecciones de sanación se hilvanan en alguien que las considere adecuadas y necesarias.

Si es un ser humano que no padece una enfermedad crónica, que le dé gracias a Dios y vigile su alimentación; si es alguien que está en el proceso de asimilación de un inesperado diagnóstico, la buena noticia es que hay alternativas efectivas de sanación. Si es paciente terminal, no se rinda, los "milagros" suceden si así lo creemos.

Primera parte

LA TERAPÉUTICA TRADICIONAL

¡TIENE CÁNCER!

El médico introdujo con lentitud el tubo de color negro por donde salía un líquido que llenaba poco a poco mi vejiga. Por instantes, la manguera se atoraba en algún punto del trayecto, causando un dolor con cada punzada que se unía a una imperiosa necesidad de orinar.

—¡Relájese! —ordenó con impaciencia la enfermera.

Acostado intentaba controlar mis miedos, esforzándome por descifrar las imágenes que el **urólogo** observaba con atención en un monitor. De repente, el especialista sacó con brusquedad el aparato y me sentenció en forma tajante:

"¡Tiene cáncer! ".

Miré a la enfermera quien seguía con su cara rancia. Me había llamado antes del examen para notificarme que llegara con una hora de anticipación, porque tenía que hacer una gestión de índole personal. Recogía con prisa el instrumental. Por su parte el especialista se quitaba los guantes con un gesto mecánico. No se miraban ni me miraban, tal vez ya estaban hastiados de ver rostros pálidos y aterrorizados.

Con el gorro, la bata azul, los cubre pies de papel desechable y mis partes íntimas sangrando, me sentí perdido e indefenso. Podía sentir la agitación de mis palpitaciones, la falta de aire y el vacío en el estómago; sin embargo, me costaba definir que era más doloroso, si el impacto de la noticia, la forma invasiva de la intervención o la falta de benevolencia y delicadeza del personal médico.

—Puede cambiarse, le espero en la oficina —me indicó el doctor.

Aturdido me dirigí al estrecho cuarto en donde había dejado la ropa al momento de llegar a la prueba diagnóstica. En el camino me interceptó con mucha ansiedad Isabel, como sicóloga, o mejor, como excelente esposa, leyó con precisión en mi cara el ingrato párrafo que acababa de escribirse en mi temblorosa hoja de salud.

Cuando entramos a su oficina, el **urólogo** sin apartar la mirada del computador escribía y soltaba sin emoción en la voz preguntas de trámite:

— ¿Tiene seguro médico?

—No doctor, aquí en Cali no, nosotros residimos en Puerto Rico, mañana es nuestro viaje de regreso.

— ¿Cuáles son mis opciones? —pregunté.

—Tiene un tumor canceroso en forma de coliflor en la vejiga, hay que operar urgente —indicó con seriedad apremiante.

— ¿Canceroso doctor?, ¿sin **biopsia**? —interrogó Isabel con angustia.

—Sí, si es maligno, ¿usted fuma? —me preguntó.

—Hace diez años dejé el cigarrillo —respondí.

Escribió en su cuaderno de fórmulas, arrancó la hoja y me la pasó. Pude leer: *"**Resección***

transuretral endoscópica de tumor vesical",
¡urgente!

—Hagan las gestiones allá —nos indicó parándose y dirigiéndose a la puerta.

Salimos cabizbajos con urgencia de aire, resultaba difícil no pensar en otra cosa que no fuera el diagnóstico.

Me sentía como un jugador de fútbol a quien el árbitro le ha enseñado una tarjeta amarilla; sin ganas de pensar en la roja, pero sabiendo que puede aparecer en cualquier momento del juego.

Al salir a la calle, los rayos del sol que se filtraban entre las hojas de los árboles del barrio donde se ubicaba el consultorio, se me antojaban prestados y ajenos, era como ver el baile al que no fuimos invitados desde la ventana. De repente tuve conciencia que la fiesta se acababa y que me tenía que ir a cantar no con Gardel, sino con el combo de Ithier: "Huye que te coge la muerte".

Trataba de aglutinar mientras caminábamos afligidos, toda la información suelta que me había llegado sobre el cáncer hasta ese momento. Aparecieron los amigos y parientes muertos, los pasillos de los hospitales, las batas médicas y los llantos.

La ausencia de certezas llenó el espacio de mitos y temores. El significado en frio que le di a la palabra cáncer, era igual a ver aparecer en la esquina la punta de la hoz de la parca.

Sentir a Isabel a mi lado me transmitía seguridad, a pesar de ello, las expectativas con respecto a lo que podría ocurrir, junto a la certeza que iniciábamos un proceso al que debíamos enfrentarnos sin saber muy bien cómo, nos dejó con una profunda tristeza e incertidumbre.

¿USTED FUMA?

"Enciendo un cigarrillo y otro más

un día de esos he de plantearme

muy seriamente dejar de fumar

con esa tos que me entra al

levantarme"

"No hago otra cosa que pensar en ti"

J. M. Serrat

Y el día llegó en que el artista catalán, arrojó de forma tajante y definitiva la última colilla de cigarrillo.

Así, como quien regresa del más allá no olvida la fecha en que tuvo su encuentro cercano con la muerte, de la misma manera, aquel que fumó, rememora el momento de su última bocanada de humo. Serrat recordaba con nitidez, que fue el 2 de abril de 2001. Tres años y medio después lo operarían de un ***carcinoma de vejiga.***

El cantautor luego de la cirugía, soltó una frase llena de optimismo a los medios periodísticos: *"El cáncer podía acabar conmigo, pero no iba a ganarme".* El pertinaz bicho lo llevó una década después, a pronunciar una declaración más aterrizada:

"Yo he tenido tres cánceres, uno en el 2004, otro en el 2010 y otro en el 2013. De todos, gracias a que la cirugía funciona perfectamente bien, he salido indemne [...] bueno, indemne no, pero he salido aligerado de peso".

A mí me paso una cosa parecida, eso sí, sin llegar a los tres asaltos en los que hubo de incurrir el autor de la bella canción *"Lucía"*, ni tampoco pretendiendo emularlo.

Resultaba patético compartir con el ídolo musical de la juventud una grave condición médica. Uno lo imaginaba entre guitarras, micrófonos y músicos, y no entre camillas, sondas y enfermeras.

Fue en el 2000. Un mes después de haber arribado Isabel y yo a Puerto Rico. El cinco de agosto. Me acuerdo con triste satisfacción que ese

26

día, aplasté en el cenicero con firme determinación, lo que quedaba de un cigarrillo americano.

Ni las angustias y ansiedades de inmigrantes en búsqueda de su destino, lograron claudicar mi voluntad de vencer el crónico hábito. Es preciso añadir, que el vicio que costaba uno en mi patria, tenía un valor de cuatro en la isla; hoy en día se consigue por siete, ¡y lo compran!

Al día siguiente de la acertada decisión, me calcé unas zapatillas y empecé a correr, bueno, a trotar para ser más específico. Terminé ahogado y jadeante, haciendo jarras con los brazos a los cinco minutos de haber empezado. No me amilané, con paciencia y disciplina convertí el placer de correr en una forma de vida. Día tras día, con cada zancada que daba, dejaba atrás la posibilidad de sufrir una temible **enfermedad pulmonar obstructiva**, como la que padeció el cantante argentino Sandro, o un implacable **cáncer pulmonar**, como el que acabó con la vida del escritor uruguayo Eduardo Galeano. Con cada nueva bocanada de aire puro, sentía que se me limpiaban poco a poco las manchas de alquitrán de los bronquios y el ennegrecido hollín de mis pulmones. No sospechaba que el cangrejo solapado, se estaba dando sus mañas para aparecer en un lugar muy diferente a mis oscurecidas vías respiratorias.

Una mañana de marzo del año 2011, luego de correr seis millas de manera intensa en una máquina estática, me dirigí agotado y transpirando al orinal; alarmado, observé que salía de mi cuerpo un líquido de color rojo intenso. En el camerino le comenté con aprehensión el suceso a varios compañeros corredores, uno de ellos al tiempo que se ajustaba las medias me dijo en tono grave: *"Luis, hazte chequear de un **urólogo"**.*

Con preocupación consulté al especialista. Era flaco, alto y maduro. Sus canas y aparente experiencia me inspiraron confianza.

Mientras le informaba los síntomas, el médico escribía en hojas de trámite. Sin mirarme y sin formularme preguntas sentenció: *"No te preocupes, tienes* **hematuria benigna del ejercicio**. *El sangrado se origina por el roce de las paredes de la vejiga por el impacto, toma mucha agua antes de correr para que lubriques".* El doctor no me ordenó ningún tipo de examen adicional.

Salí tranquilo, la explicación del **urólogo** me resultó adecuada, lógica e incuestionable. Seguí corriendo con la misma frecuencia y pasión, sin embargo, aunque tomara abundante agua de acuerdo con la recomendación, el fluido carmesí persistía en forma de pequeños coágulos, esta vez acompañado de ardor y urgencia de orinar.

Aunque me sonaban insistentes, siempre resultaban acertadas las advertencias maritales. Porque Isabel me las repitió, una y otra vez, al año de la cita inicial, regresé inquieto donde el mismo médico, quien ratificó con pose de seguridad el diagnóstico. Me despachó por segunda ocasión sin sugerirme ningún tipo de prueba para corroborar su apreciación.

Cambié de zapatillas, seguí tomando agua en gran cantidad y ensayé correr en superficies blandas. Los síntomas y molestias continuaron escalando, al punto que disminuí la frecuencia e intensidad de la actividad aeróbica.

En la navidad, viajamos al "sueño atravesado por un río", como nombró el poeta Carranza a mi ciudad natal.

El año nuevo en medio de la celebración familiar, le conté entre tragos de aguardiente y temas del grupo Niche, a un hermano médico fisiatra, mis penas y pesares. Detecté preocupación en sus ojos. Sin alarmarme me refirió a un colega *radiólogo*.

Con el año viejo quemado, los bailes agotados y el tedio de los primeros días de enero, visité el consultorio para que me realizaran el chequeo. El doctor en compañía de una joven practicante, detectó con una *ecografía* un *"engrosamiento exofítico de aspecto vegetativo en la pared de la vejiga"*, según anotó en su informe. Sugería *"correlacionar el hallazgo con método de visión directa y toma de biopsia a fin de descartar proceso orgánico primario".* Sin más explicaciones me refirió a un **urólogo**.

Al finalizar el examen, vi al médico y la practicante en la cafetería del hospital. A propósito pasé muy cerca de ellos auscultando si me miraban como alguien afín con el más allá.

La confusa terminología médica me despertó un mal presentimiento que se hizo tangible una semana después. En el año en que Serrat se enfrentaba al tercer cáncer, un especialista en Cali, luego de verle los colmillos al monstruo, me preguntaría ¿usted fuma?

La pregunta podía ser la clave para explicar el por qué de la maligna coliflor que colgaba en mi vejiga; aunque la implicación de *"pudiste evitarlo",* me mortificaba en lo más íntimo.

Ir atrás en el tiempo queriendo cambiar lo bailado, o incorporar culpas en el presente, resultaba tan inútil como negar la cruda realidad que estaba asumiendo: ser un individuo con una seria enfermedad.

No pude evitar reflexionar que pocos años antes de nacer, vi la luz por primera vez en el sesenta, una tabacalera americana presentaba en sociedad al icónico hombre Marlboro. Muchas veces lo vi en el cine con su porte de macho con sombrero y chamarras, rodeado de briosos caballos, en un evocador paisaje de fondo y el tema musical de la película *"Los siete magníficos"* sonando imponente. De alguna manera me sedujo en la pubertad y adolescencia, el eslogan "ven al mundo Marlboro", con énfasis en el sabor masculino del tabaco y el ajuste con suavidad del filtro en la boca. Los mensajes subliminales me engancharon en el humeante hábito, vendido como atractivo y placentero, que me llevó a la condición de víctima en donde ya no tenía sentido culpabilizarme.

Aceptar el diagnóstico y comprender lo que el cáncer significaría en mi vida, más que un desafío, se constituiría en mi nuevo norte vital.

Buscando información para entender lo que estaba pasando en mí cuerpo, me enteré que en algún momento, a partir del día en que probé el primer cigarrillo, se originó la primera de las tres etapas del cáncer, conocida como la *fase de iniciación.*

Con cada bocanada de humo que aspiré, además de la adictiva nicotina, se liberaron en mi interior sustancias químicas presentes en el picadillo de tabaco y el papel que lo envolvía. Mi cuerpo realizó esfuerzos desesperados para filtrarlas hasta diluirlas en la orina, a la espera de ser expulsadas fuera del mismo. Durante la permanencia de los agresivos agentes químicos concentrados en mi vejiga, de seguro, se introdujeron en una indefensa célula de la pared del reservorio. En ese momento se inició la marcha indolente del cangrejo.

En el interior de ese pequeño corpúsculo, como en los billones que forman mi cuerpo, había una hoja de instrucciones indicando su tarea en mi organismo. Los compuestos nocivos borraron una o varias de las funciones escritas, incluyendo el párrafo que le indicaba, que como todas sus hermanas tenía que suicidarse una vez cumplida su misión. Se conoce esta muerte celular programada como *apoptosis.*

La agredida e indefensa unidad, ahora inmortal, continuó multiplicándose con desenfreno y en cada hija aparecería una nueva hoja con las órdenes y tareas mutadas.

En forma silenciosa, el proceso continuó su inexorable avance, en lo que los expertos llaman la *fase de desarrollo.* Las células con las instrucciones alteradas, aprendieron a escabullirse de los sistemas de defensa de mi cuerpo, creciendo sin control y sin mostrar ningún tipo de síntoma, hasta que formaron el tumor que como badajo de campana, se golpeaba con las paredes de mi vejiga por el impacto de mis sudorosas carreras. Esto hizo aparecer la primera señal de alarma: sangre en la orina, mensaje que el primer *urólogo* que visité en mi vida, no supo interpretar en dos oportunidades.

Transcurrieron casi dos años desde su primera negligencia hasta mi primera visita a una sala de operaciones.

Los médicos con los ceños fruncidos, preconizan en los medios de comunicación que las personas debemos hacernos diagnósticos a tiempo para preservar nuestras vidas. Machacan como una letanía el tema de la detección temprana. En mi caso, estuve en el momento preciso en el lugar equivocado, arranqué la pelea con el pie izquierdo.

Por cábala o instinto de conservación, los pacientes evitamos referirnos a la tercera etapa de la marcha del cangrejo, la que nadie desea que llegue: *la propagación.*

En esta inexorable fase, el tumor se aburre en el lugar donde se originó y se va en una maligna excursión a otros territorios del cuerpo, se le conoce también como *metástasis.* El monstruo diseminado ya no puede ser atajado por la ciencia, lo que causa la muerte en la mayoría de los casos.

LA CIRUGÍA

"La cirugía lleva el imperativo básico de la profesión médica hasta límites extremos, en los que lo humano entra en contacto con lo divino".

Milan Kundera

R egresamos a Puerto Rico, callados y pensativos durante el vuelo. En el aeropuerto de Tocumen en Panamá, mientras aguardábamos con paciencia una conexión en un día lluvioso, coincidimos Isabel y yo que necesitábamos una segunda opinión. Abrigábamos la frágil esperanza que no fuera maligno el colgajo que pendía en mi vejiga.

Al día siguiente, escogí al azar un **urólogo** de la lista de especialistas del hospital que nos vende la atención médica. Con un lápiz rojo, tracé una raya encima del nombre del médico que malinterpretó en dos ocasiones las señales de mi cuerpo.

Había en el listado dos doctores con igual nombre y apellido, elegí uno de ellos y concerté la cita.

En la sala de espera con Isabel a mí lado, me distraje observando al otrora campeón mundial de boxeo Wilfredo Gómez, quien aguardaba por otro médico, con la mansedumbre y humildad que desarrollamos los pacientes. "¡Que pérfida es la enfermedad que hasta al *"bazuca"* puede noquear!" Me sacó de la reflexión un doctor delgado, con gafas y pelo blanco que anunció mi nombre.

Para una segunda opinión, detallaba con minucia desde los pliegues de la bata, hasta las canas de quien necesitaba confiar.

Lo puse en contexto de mi condición y le enseñé los documentos de sus colegas caleños.

Nos miró con aire paternal y dijo: *"Tengo que hacer la evaluación de nuevo, para saber con mis propios ojos qué está pasando".*

A la semana siguiente me volví a encontrar en posición de parto, pero esta vez, con una sensible enfermera a mi lado. No sentí molestias significativas mientras me introducían la manguera por la uretra. El médico se tomó todo su tiempo, observaba el monitor con mucha atención.

En su oficina con tono cálido y humanitario nos indicó a Isabel y a mí: *"Hay que operarte lo más pronto posible, mi hijo también es **urólogo** y entre los dos vamos a tratarte"*. No mencionó la palabra cáncer en ningún momento. Sacó un calendario, acordamos la fecha de la operación y me extendió unos papeles en los que dejé expreso mi consentimiento.

Ese acto formal me convertía en un paciente pasivo. Le transferí la autoridad al especialista para que con el tratamiento prescrito, una ***"resección transuretral"***, le cercenara la cabeza al cangrejo y de esta forma quedaría yo ¡libre de cáncer!

Con optimismo realista, coordiné una cita con el centro de admisiones del hospital. Convertí cada minuto de una mañana completa en una mezcla de miedo y espera entre los múltiples exámenes, la orientación acerca de la cirugía y el método de anestesia.

Un paciente cercano a los sesenta años, con bigote canoso y cara colorada caminaba intranquilo de un lado a otro. Su esposa sentada a mi lado me susurró: *"Lo van a operar de **cáncer de próstata** pero no sabe que lo tiene".*

Mi madre en Colombia tampoco sabía lo que me estaba sucediendo. A veces suponemos que las omisiones son más compasivas que las verdades.

A los tres días siguientes estaría en una sala de cirugía por primera vez en mi vida.

Me levanté a las cuatro de la mañana, con sigilo para darle unos minutos más de sueño a Isabel. Enjaboné mis partes íntimas con el pensamiento que muy pronto pasaría algo allí. Desde las diez de la noche anterior no ingerí alimentos o líquido alguno por instrucciones previas. En el carro hacia el hospital predominó un silencio denso.

Cuando llegamos al área de espera de las sala de operaciones, nos encontramos con otros pacientes con cirugías programadas, su nerviosismo era evidente. Todos nos identificábamos por la bolsa plástica en donde guardábamos la cobija y medias de lana que nos habían pedido con anterioridad. La atmósfera era tensa. Personal del hospital iban y venían indiferentes con sus zapatillas deportivas y sus uniformes de color médico. Tuve un sobresalto al escuchar mi nombre, me dirigí a la empleada, quien me entregó un gorro y una bata de papel. Entré a un pequeño baño a cambiarme, le entregué mis cosas a Isabel y después de un beso y un gesto teatral que pretendía ser cómico, traspasé una puerta que me condujo a una sala en donde los pacientes estaban acostados en camillas esperando el ingreso al quirófano. Me asignaron un lugar al lado de una persona que acostada respiraba con dificultad. Una enfermera me insertó una aguja en la mano izquierda, de la que salía una manguera conectada a una bolsa transparente que se vaciaba por goteo.

Alternadamente, dos auxiliares me formularon varias preguntas de procedimiento, hasta que me trasladaron a un helado quirófano, de la misma manera que se ve en las películas, la camilla empujada por un enfermero y las luces metálicas del techo pasando con rapidez.

Oré al Padre creador con fe y convicción, me respondió dándome tranquilidad, seguridad y confianza en el personal médico que iba a manipular mi cuerpo para sacar la cosa que me había amargado la vida por los últimos meses.

Después de conectarme en la cabeza, el pecho y los brazos una ramificación de electrodos, cables y tubos, el **anestesiólogo** me hizo poner en posición fetal y me metió una aguja en la médula espinal que me adormeció la parte inferior del cuerpo. Desde mi perspectiva no podía ver como el **urólogo** hurgaba mi cuerpo, estaba en una posición similar a la de una mujer cuando está dando a luz, con un parapeto de por medio obstaculizando la visión. Dos personas situadas a lado y lado de mi cabeza, hablaban banalidades, se veían como ajenas a lo que estaba pasando allá abajo; que era la inserción en la vejiga a través de la uretra, de un tubo con un mecanismo para iluminar en su extremo. Por esa manguera el médico irrigó una solución para expandir mi vejiga, removió y aspiró el tumor detectable a su vista.

En su labor de raspar, aspirar y cauterizar, el **urólogo** tomó muestras para enviar a un laboratorio, en donde determinarían el grado de malignidad y profundidad del intruso

Cuando me estaba acostumbrando a los pitos de las máquinas del quirófano, vi de repente al galeno parado a mi lado con los brazos como Frankestein y la mascarilla puesta. Con brillo en los ojos me dijo *"con Dios por delante, creo que lo saqué todo"*. "Gracias doctor, Dios lo bendiga", respondí con profunda gratitud.

Al finalizar la cirugía me trasladaron a una sala de recuperación. Tendido en la cama, no sentía mi cuerpo de la cintura hacia abajo. Una auxiliar me cobijó con la manta de la lana que había llevado en la bolsa plástica. Antes que me arropara, alcancé a ver un catéter en la uretra de donde drenaba mi orina hacia un recipiente que colgaba en el lado izquierdo de la camilla. Su color sanguinolento mostraba los indicios de lo que había sido la batalla librada por el cirujano.

Mientras consumía una gelatina de insípido sabor, me alegró mucho ver llegar a Isabel con mi cuñado Bernardo. Reflexioné que los seres humanos deberíamos tratarnos siempre con la delicadeza, el cuidado y el cariño que recibimos cuando estamos en situaciones de fragilidad, como la que me encontraba.

Estaba entrando en el espacio de sentir como propio el sufrimiento del otro. No es que antes hubiese sido insensible al drama ajeno, ahora comprendía más lo que es la indefensión y la necesidad de compañía.

El dolor tomaba poco a poco su lugar a medida que se disipaba el efecto de la anestesia.

Nos indicaron que podríamos irnos cuando mis piernas paralizadas reaccionaran. Cuando sucedió esto, intenté incorporarme con la actitud que en mi mente habían dejado mis hábitos deportivos. Sentí un mareo que me obligó a sentarme de sopetón en una silla de ruedas.

Dejar un hospital es de los pocos abandonos en donde no está pegada la nostalgia. No es como alejarse del terruño natal, que en el mismo momento de partir se desea el regreso.

ESPERANDO LOS RESULTADOS

"El miedo es un sufrimiento que produce
la espera de un mal"

Sigmund Freud

La primera noche después de la cirugía fue muy dolorosa.

Sentía desgarradores dolores adentro de mis entrañas. Me resultaba difícil conciliar el sueño en cualquier posición que adoptara. Lo que Isabel y yo vivimos esa horrible noche, lo describe muy bien Sabines en uno de sus poemas:

"Convalecemos de la angustia apenas
y estamos débiles, asustadizos,
despertando dos o tres veces de nuestro escaso
sueño
para verte en la noche y saber que respiras".

El incierto camino del cáncer es una secuencia de angustia, expectativa y   asimilación de miedosa información y comentarios que se recogen al andar.

Después de la intervención, el médico me dejó una incómoda **sonda de drenaje**, conectada a una bolsa plástica; su transparencia dejaba ver los coágulos de sangre que disminuían con el paso de los días.

Aunque me agradaban mucho los canales de televisión de historia y animales, por el malestar solo captaba pedazos de lo que presentaban. Días después experimentaba una corriente en el espinazo cuando sintonizaba alguno de ellos.

El limitante cepo y la cama, me dejaban la única opción de sumergirme en el ciberespacio. La contradictoria cantidad y variedad de artículos sobre la condición que se pescaban en la red, dificultaban formarse una visión global y objetiva del tema.

Había información profusa y tremebunda. Después de peluquear los farragosos términos quedaba uno con el miedo pegado en la piel.

Desemboque é a mí pesar, en las indeseables posibilidades que el **resecado** incompleto de la masa, la **implantación de células tumorales** durante la operación o la presencia de malignidad no detectada por el **urólogo**, podían conducir a una *recurrencia*; es decir, al regreso del cangrejo. Las imágenes asociadas con la jardinería y la mala hierba me dejaron preocupado.

En otro lado advertían que el *cáncer de vejiga* era un mal amigo, insidioso y persistente. En la mayoría de los pacientes reincidía. En lo más profundo de mi corazón rogaba por no ganarme esa lotería.

Estos son los nombres que temía pronunciar: *Recurrencia, recidiva o reincidencia*; eran sinónimos, la misma cosa, el mismo miedo.

La dolorosa recuperación de la cirugía, estaba acompañada de la ansiosa espera de los resultados del análisis de las muestras del tejido tumoral. Estas las recibía de manera directa y en forma confidencial el doctor en su consultorio.

Días después, sentado frente al médico, sentía cómo se me cortaba el aire y me sudaban las manos, mientras buscaba en su computador los resultados de la patología. El *urólogo* se acomodó las gafas y habló en lenguas: *"Carcinoma urotelial no invasivo, de bajo grado, capa muscular presentada no involucrada".*

Quienes nos encontramos en tal situación, queremos saber qué es lo que pretenden decir los médicos cuando nos asustan.

"Doctor, por favor explíqueme como a un niño de cuatro años, ¿qué cosa es eso?" —le pregunté.

Con paciencia y didáctico esmero tradujo las extrañas palabras complementando las ideas con dibujos en su libreta de recetas. Señalando con su fino estilógrafo, cada uno de los términos, me instruyó:

"Carcinoma significa que el tumor se generó en las células que recubrían la superficie interna de tu vejiga. Ese recubrimiento recibe el nombre de urotelio. Tu cáncer no se propagó a capas más profundas, de ahí que se diga que no era invasivo. El tumor era de bajo grado, quiere decir esto, que en el laboratorio observaron anormalidades leves en

cuanto a su forma, tamaño y disposición de las células. En las muestras de tejido profundo que yo recogí en la operación, no se encontraron células cancerosas, por eso el informe dice que la capa muscular presentada no estaba involucrada con la malignidad".

— ¿Es alentador el panorama? —pregunté al doctor.

—Ahora seguimos con *"los lavaditos"* —me contestó sin más comentarios ni explicaciones.

Así, de a poquito, preguntando con timidez, sintiendo, esperando y experimentando, tenía que ir aceptando mi nueva realidad.

… ¿Qué cosa serían los *lavaditos*?

LOS LAVADITOS

Esta fue la metáfora que utilizó el médico para definir la aplicación directa de un líquido en mi vejiga a través de un catéter para incrementar la posibilidad de curación.

En el líquido se encontraban suspendidas **bacterias vivas atenuadas del bacilo que causa la tuberculosis.** *"Si te hacen la prueba de* **tuberculina**, *saldrías positivo"*, me indicó el doctor.

— ¿Cómo funciona el tratamiento? —le interrogué.

—Esperamos que el medicamento, desencadené en tu vejiga una **reacción inflamatoria** que provoque la estimulación de tu **sistema inmunológico**, el cual se encargará de destruir cualquier célula cancerosa que haya quedado flotando después de la cirugía —me ilustró el urólogo.

Me cautivó la imagen de la batalla campal. Sentí muy sólida la artillería médica propuesta, era como el ataque de un escuadrón de infantería después de un intenso bombardeo, la cirugía en este caso.

"Finalizados los lavaditos, mi vida seguirá normal", pensé.

— ¿Tiene **efectos secundarios**? —pregunté.

—En los años que lo he administrado, solo en una ocasión un viejito experimentó fiebre y alergia —respondió con énfasis convincente el doctor.

— ¿Tú vives cerca? —me preguntó.

—A treinta minutos en carro —respondí.

*"Es para que no tengas que quedarte mucho tiempo en el consultorio, después que la enfermera te aplique el lavadito. Serán seis **instilaciones,** una por semana",* comentó.

No comprendí a qué se refería, ni me atreví a preguntar, por ese pudor que nos brota a muchos pacientes, cuando tenemos una bata blanca enfrente. Más tarde me enteraría de qué estaba hablando.

A las dos semanas de la cirugía, arribé muy temprano al consultorio del médico. La recepción estaba atiborrada de personas, la mayoría varones de edad madura. Llegué perdido con la insípida sonrisita de los que buscaban aprobación. Busqué con la mirada la lista que se usa en estos casos para indicar que uno llegó, o el aparato del que se arrancaban papelitos con un número de turno. Los que ya habían conquistado el terreno, miraban de costado con la actitud de esto no es conmigo.

Los asientos de la sala no eran suficientes, algunos enfermos soportaban la larga y tediosa espera sentados en el piso del pasillo.

Empecé a entender el calificativo "paciente", que en los últimos años se había convertido en diminutivo en los labios de algunos médicos; como evidencia que poseían la sensibilidad que tanto se les reclamaba.

Al sentimiento de impotencia había que agregar la sumisión. El paso de los minutos dejaba de tener sentido, porque en estas circunstancias, la necesidad de ayuda para prolongar la existencia no daba lugar a posturas de protesta o a señales de impaciencia. Estas opciones serían condenatorias, había un acuerdo tácito de no sublevación en el aire del consultorio.

En este ambiente la sensibilidad estaba a flor de piel, a todos nos unían flaquezas y hachazos que tratábamos de no publicar con mucha dignidad, aunque en algunos las sondas, las bolsas o los andadores las hacían evidentes.

¡Quijano!, el anuncio repentino de mi apellido me sacó del mediocre programa de televisión con el que pretendía abstraerme.

Traspasé un par de puertas hasta toparme con la amable enfermera, quien había acompañado al urólogo cuando me realizó la *cistoscopia* que corroboró el diagnóstico formulado en Cali.

En el pequeño y frio cuarto, me instruyó que me pusiera la habitual bata desechable anudada a la cintura con una delgada tirilla, y que me acostara en posición de alumbramiento en una camilla en donde me realizaría el procedimiento.

A la tercera cita le decía "mi acosadora sexual", era la única mujer que lograba desnudarme, tumbarme y coger en sus manos mi virilidad, sin ninguna protesta de mi parte. Con algún chiste flojo, intentaba disipar las impudicias y tensiones de la terapia.

Con mucha consideración me introdujo un catéter en la uretra a través del cual instiló un líquido transparente. Luego de la rápida maniobra, me advirtió que debía llegar lo más pronto posible a nuestro apartamento, en donde debía acostarme bocarriba, bocabajo y en ambos costados. Tenía que permanecer quince minutos en cada posición, para luego evacuar la tóxica sustancia.

Salía veloz como un cohete, esperando que la cola para pagar el estacionamiento del centro médico no estuviera muy larga, o mejor aún, que no hubiera nadie en la fila.

Conducía de regreso, sin poder evitar los juegos de la mente. "…y si hay un trancón más adelante"; "…y si un policía me detiene";…

En las seis ocasiones, seguí las instrucciones como un escolar aplicado.

Al expulsar la sustancia sentía un ardor quemante pero tolerable. Por fortuna no experimenté reacciones adversas en ninguna de las **instilaciones.**

EL SISTEMA DE DEFENSA

"Cuando las fuerzas están agotadas, mellada su fortaleza, otros se aprovecharán de esta debilidad y atacarán. Entonces aunque tengas muy buenos consejeros no se podrá lograr que las cosas tengan buen final".

El arte de la guerra del maestro Sun Tzu

Con las seis sesiones de terapia que había finalizado, se esperaba que mi **sistema de defensa corporal**, enfilara su ataque contra el sigiloso enemigo. Quise saber ¿cómo era eso?

Nuestro **sistema inmunitario**, está conformado por un comando élite de soldados que elimina sin contemplaciones a un agresor foráneo o a un traidor interno, si los reconocen.

Estos combatientes, los **glóbulos blancos**, están patrullando en forma continua nuestro cuerpo.

Una **respuesta inmune** se desencadena, cuando las **"asesinas naturales"**, así se las llama, encuentran una sustancia proveniente del ambiente, tales como químicos, bacterias o virus; o un engendro que pudiese surgir de repente en nuestro organismo, como una célula cancerosa.

El vigilante ejército tiene varias estrategias de defensa. La más sutil es utilizar a miembros que marcan al enemigo para que otros componentes del sistema lo destruyan. El más agresivo es la lucha cuerpo a cuerpo.

Una vez detectado el agresor, el grupo élite lo rodea, se abalanza sobre el mismo, soltando sustancias químicas que lo obligan a suicidarse. Los restos del desalmado son engullidos por los *macrófagos*, otros de nuestros aliados, quienes además se encargan de borrar del campo de batalla al intruso dañino.

Gracias a estos maravillosos combatientes, muchas enfermedades no logran conquistar nuestro territorio; sin embargo, algunas astutas y escurridizas células malignas son capaces de evitar ser detectadas al usar una o varias estrategias de camuflaje

Los trucos que el adversario utiliza para no ser descubierto son tan diversos como ingeniosos. Uno de ellos es liberar **supresores** a manera de rayos paralizantes que evitan que los vigilantes soldados, aunque lo vea sea incapaz de actuar. También escamotea como un camaleón la sustancia de su superficie que lo hace reconocible y atacable.

Con mayor sofisticación, crea una membrana que devuelve el dardo envenenado al comando de defensa, originando la muerte de éstos.

Las células cancerosas aceleran su multiplicación para superar la capacidad de **respuesta inmunitaria**. Cuanto más crecen, más difícil es para nuestro ejército defensivo sitiar al enemigo.

Más aún, **la tumefacción**, un mecanismo natural de nuestro organismo que se pone en marcha para protegernos de agresiones, es aprovechada por la malignidad para expandirse, ya que utiliza la red de vasos capilares que el cuerpo genera para reparar zonas dañadas. Se conoce este proceso fisiológico como **angiogénesis.**

La **hinchazón crónica** de los tejidos está relacionada con la aparición de cáncer. El recursivo cangrejo obliga a nuestro organismo a alimentarlo mediante **procesos inflamatorios.**

El propósito de las **instilaciones con BCG** que había completado, era superar los trucos que los malignos agresores en mi vejiga podrían utilizar para escabullirse.

La terapia promovería una **reacción inflamatoria** aguda pero no crónica, de tal manera que acudirían al lugar los comandos de choque, quienes se enfrentarían no sólo al foráneo bacilo, sino también con las células cancerosas.

El mecanismo de acción exacto lo desconoce la ciencia médica.

Estas estampas bélicas con sus tácticas y estrategias de combate, me condujeron a reflexionar sobre la posibilidad de fortaleza o debilidad de nuestro sistema de defensa. ¿De qué dependía uno u otro estado? Con un inquietante axioma: el cáncer se desarrolla cuando nuestro sistema de defensa está dormido o debilitado.

Si mi sanación dependía del **sistema inmune**, me surgieron entonces, las preguntas obligadas:

¿Por qué tenía que accionar su respuesta biológica de manera artificial? ¿Se podría lograr lo mismo de manera natural? ¿Cómo podría mantener aptas y listas para la lucha mis defensas? ¿Qué las inhibía?

Por fortuna, todos estos interrogantes han tenido para mí respuestas más que satisfactorias.

Las estrategias de sanación las he ido descubriendo poco a poco, cada vez con matices nuevos y positivos. La lección más importante que he aprendido, es que nuestro sabio cuerpo tiene la asombrosa capacidad de curarse a sí mismo, si lo permitimos.

EL ESTRÉS

"Es mejor llegar tarde en esta tierra

que temprano al otro mundo"

Anónimo

Tantas veces había escuchado los efectos adversos del **estrés**, que asociaba estos avisos con la temática de los programas de televisión que mezclan sin pudor ni profundidad la salud con los ángeles, las recetas de cocina y los ejercicios físicos.

La tensión nerviosa, de seguro no había sido el precursor de mi condición, pero una vez instalada, sin duda, deprimió de alguna forma la respuesta de mi **sistema inmunitario**.

Cuando estamos frente a una situación externa o interna que provoca ansiedad, nuestro cuerpo reacciona secretando unas sustancias conocidas como **cortisol** y **glucosa**, o azúcar en la sangre. Esta última es la golosina favorita del cáncer.

Nuestras células y tejidos del sistema inmune responden al aumento de **cortisol**, inhibiendo la capacidad de respuesta a las señales inflamatorias del cuerpo, como consecuencia, se aumenta la susceptibilidad a la enfermedad.

Cada una de nuestras células se afecta por la reacción de nuestro organismo conocida como **estrés**, el efecto es acumulativo.

La calidad de nuestro sueño es un indicativo de la cantidad de **cortisol** generado por el **estrés**. Como esta hormona es una sustancia de alarma, la misma crea en nuestro cuerpo un estado de alerta que nos hace difícil conciliar el sueño.

El **sistema inmunitario** requiere de mucha energía para llevar a cabo un proceso de sanación, por eso a pacientes con un nivel de deterioro físico alto por la enfermedad, se les recomienda reposo absoluto.

Ese lujo de descanso no podía dármelo, pero presentía que era muy importante bajar las revoluciones para reducir el *estrés*, y esto era viable si cambiaba mis hábitos y estilo de vida.

En mí había prevalecido la lógica de ser por encima de la de tener. El alto rendimiento y los primeros lugares, nunca fueron mi norte. Isabel y yo, no nos habíamos identificado con un estilo de vida elevado que supusiese sacrificios de acomodo. Habíamos sabido peregrinar por la austeridad y los privilegios.

Siempre desdeñé las mieles del poder, no necesité de altas dosis de *adrenalina* para mantener lubricado mi ego.

Tenía claro que lo fundamental era mi salud y debía actuar en consecuencia, de otra manera el ladino intruso en mi cuerpo, definiría mi destino.

Me preguntaba: ¿Por qué un ser humano con su vida amenazada por una enfermedad, con recursos y medios suficientes, no es capaz de aislarse de todo para luchar por su existencia?

En mis años de universidad, asistí a una conferencia de un tema relacionado con estructuras de edificaciones, dictada por el catedrático Andrés Uriel Gallego.

Con el correr de los años a este ingeniero civil, quien tuvo una reconocida trayectoria con importantes cargos en el sector público colombiano, le diagnosticaron *cáncer de próstata.*

En una entrevista que se publicó en una conocida revista, la periodista le comenta: *"Pero para tener un cáncer como el que sé que tiene, lo veo muy bien".*

A lo que replicó: *"[…] No quise hacerme el tratamiento sino hasta que salí del ministerio porque las drogas son muy fuertes. Es que por encima de todo está el deber […]".*

Era la opinión de este destacado funcionario público quien murió el 17 de abril de 2014, un jueves santo. En mi caso, no quería morir con el cuerpo cargado de *cortisol*.

LOS CAMBIOS

"Al fin y al cabo, somos lo que hacemos
para cambiar lo que somos".

Eduardo Galeano

mpecé a tomar conciencia que debía reconstruir mis expectativas a partir de la enfermedad, reconociendo que un proceso de sanación estaba asociado con uno de transformación.

Daba gracias al Padre creador por haberme dado la oportunidad de intentar rescatar el equilibrio perdido de mi cuerpo, que no habría tenido de ser otras las circunstancias: Un infarto fulminante, por ejemplo, o como pasajero del vuelo comercial que precipitó a tierra el trastornado copiloto alemán.

En el año 2000, me casé y un mes más tarde, decidimos con Isabel radicarnos en la bella de isla de Puerto Rico. Dejábamos atrás el afecto y cercanía de familiares y amigos, el color y sabor del terruño y doce años de ejercicio profesional en nuestra patria.

"Todos los cambios aún los más ansiados, llevan consigo cierta melancolía", decía Anatole France.

Con la nostalgia a cuestas y las ilusiones vivas, logramos entre tropezones y manos solidarias, conseguir trabajo en el sector de la educación en el caso de Isabel y en la industria de la construcción, en mi caso.

A mediados del 2006, me gustaba ver los lunes en la noche un programa emitido por televisión española internacional, llamado *"El coro de la cárcel"*.

Doce presos varones de una prisión española, fueron seleccionados para formar parte de un coro dirigidos por una profesora de canto.

Cada capítulo se centraba en uno de los confinados quien relataba su historia personal, sus dramas e inquietudes.

En las semanas que duró el programa, Muntsa la profesora, junto con los internos escogidos, ensayaban una serie de canciones populares que interpretaron en el último programa delante de sus compañeros de presidio.

Algunos integrantes del grupo Mocedades fueron invitados especiales de una emotiva actividad de clausura. Estos cantaron su emblemático tema *"Eres tú"*, en una hermosa integración con los emocionados presos de la coral.

La entrega y actitud de servicio de la catalana Muntsa Rius, me sedujo en tal medida, que me hizo soñar con realizar una labor parecida dentro del campo de mi profesión.

Años atrás en Puerto Rico, la escasez de mano de obra para los proyectos de construcción era tan marcada que se volvió costumbre en la selección de personal, obviar los antecedentes penales como requisito de trabajo, por lo que me habitué a dirigir seres de todos los colores, pelambres y sentires.

El universo conspiró rápido a mí favor, como diría un amigo metafísico. A los pocos meses de finalizado el programa televisivo español, una compañía multinacional fabricante de cemento, buscaba a través de un anuncio de prensa un ingeniero civil con experiencia de trabajo con población confinada, entre otros requisitos, para vincularse a un proyecto de responsabilidad social, liderado por una fundación creada por dicha empresa.

Envié mi hoja de vida y me contrataron. Arrancando el año 2007, empecé a trabajar entusiasmado con internos del complejo correccional de Guayama, un pequeño pueblo costero al sur de la isla.

Los presos tendrían la oportunidad de prepararse a través de cursos y talleres en temas relacionados con proyectos de construcción y manufactura de mobiliario urbano en hormigón.

Los años siguientes capacité a sentenciados en la cárcel Las cucharas de Ponce; habitantes de comunidades de sectores de barriadas pobres y vivienda pública, conocidos en la isla como *caseríos* y en un hogar de paso que acogía a personas sin techo, con problemas de adicciones en su mayoría.

La satisfacción personal que me producía el aprendizaje del sentir de la calle y la marginación, junto con la pasión por la enseñanza y el servicio, me motivaron a iniciar una maestría en administración de organizaciones sin fines de lucro.

Al momento del diagnóstico, me faltaba redondear y defender el proyecto de tesis de grado de la maestría. Desde un año atrás venía trabajando en el mismo.

Las imágenes que tenía asociadas al tratamiento de cáncer eran de desanimo, pérdida de pelo, nauseas, falta de apetito, en fin, deterioro físico y mental.

Estas estampas tristes del intento de humillación que tiene la enfermedad con un ser humano, las había visto conmovido, o me las habían contado.

Antes de comenzar la *inmunoterapia*, tenía por estas razones y el tema del **estrés**, la duda de matricular el curso de tesis de grado.

Consulté al director de la maestría, un ser humano excepcional quien muy comprensivo y solidario me contó que era ***sobreviviente de cáncer de páncreas*** y me motivó a seguir adelante con el requisito académico y el tratamiento.

También conté con el apoyo y colaboración de dos asesores de proyecto. La enfermedad me estaba regalando tres buenos amigos.

Si bien el trabajo con poblaciones marginadas y excluidas era gratificante, también era cierto que tenía matices de ingratitud, desgaste, presión y mucho **estrés.**

Isabel y yo revisamos el presupuesto familiar y concluimos que una disminución del mismo, al bajar mi ritmo de trabajo y por ende nuestro ingreso, se podría manejar sin incurrir en serios traumatismos.

Puse en pausa el altruismo y acepté laborar como encargado de un negocio de artesanías en el viejo San Juan.

Cambiaba el panorama de las prisiones y barriadas por el de cruceros, adoquines y gaviotas, impregnados de olor salitroso.

Trabajaba en la tienda desde la diez de la mañana hasta las siete de la noche.

Temprano en la mañana asistía al gimnasio localizado muy cerca de nuestro apartamento. Realizaba unas rutinas moderadas que complementaba con media hora de ejercicio *cardiovascular*.

Me duchaba y cambiaba de ropa para luego dirigirme en transporte público al trabajo.

Regresaba a casa corriendo en las noches, una distancia de cuatro millas por una de mis rutas favorita, con un fondo marino iluminado por la luna en algunas ocasiones.

La tienda estaba ubicada cerca de la capilla del Cristo, construida por los españoles a mediados del siglo dieciocho para honrar un milagro.

La leyenda contaba que a lo largo del empinado camino que terminaba en un precipicio, se había efectuado una carrera de caballos. Uno de los jinetes no pudo detener su corcel y se precipitó al vacío. Alguno de los presentes invocó al santo Cristo de la salud y el joven caballista salvó su vida. Por agradecimiento se construyó la hermosa y pequeña ermita en la calle que llevaba su nombre.

Al lado del santuario se encontraba el parque de las palomas, un encantador sitio con una deslumbrante vista a la bahía de San Juan, en donde turistas y locales alimentaban a los pájaros que le daban el nombre al lugar.

Me encantaba hablar con la gente. El trato con los clientes era muy gratificante y enriquecedor. De cuando en cuando visitaba la tienda una figura pública. Como el día en que le vendí un sombrero al tenor Andrea Bocelli; o la vez que recibí alelado el pago por la compra de la hermosa reina universal Dayanara Torres. En otra ocasión arribaron los simpáticos muchachos italianos de Il volo quienes salieron felices con sus recuerdos adquiridos.

Rodeado de la atmósfera del viejo San Juan, y vendiendo chucherías, iniciaba el camino de la transformación, es decir, el de no hacer cosas que hasta ayer eran cotidianas y realizando las nuevas con fe.

Por mi bienestar debía adoptar conductas de ajuste para afrontar las exigencias de la condición, sin embargo, la transición entre los dos estilos de vida traía consigo inseguridades e inquietudes.

Como bien sabia para tomar decisiones acertadas, debía tener buena información y la de primera mano debería provenir del médico con quien me estaba tratando.

— ¿Puedo correr y hacer ejercicio doctor? —le pregunté al **urólogo.**

— ¡Hum! … si —me respondió.

— ¿Debo evitar algún alimento? —inquirí.

— ¡Puedes comer lo que quieras! —escuché como respuesta.

Más adelante comprobé sorprendido, por testimonios de profesionales de la salud diagnosticados con cáncer, que en sus años de formación fue muy poco lo que les enseñaron de nutrición en sus facultades de medicina.

Su práctica clínica estaba dirigida a diagnosticar, recetar, cortar y quemar.

Los facultativos no tenían tiempo para documentarse o para analizar estrategias de sanación diferentes a las que practicaban rutinariamente; esto era, por el volumen de pacientes que atendían y por las características de los sistemas de salud que los cobijaba.

En alguna de mis numerosas visitas a consultorios médicos, cavilé: "¿qué puede saber de mí en quince minutos, este doctor? Sin duda alguna, no ha podido estudiar con cuidado mi expediente".

LA RECURRENCIA

En el lenguaje del cáncer había dos palabras vitales, *recurrencia* y *remisión*. La primera era la que ningún "*sufriente*" deseaba escuchar y la segunda llenaba de alborozo y respiro de alivio al paciente, era el "siquiera ya pasé esto".

El *protocolo de seguimiento* para la condición, establecía que el médico debía observar en directo la vejiga cada tres meses por dos años, luego cada seis meses por cinco años y después una vez al año por el resto de la vida.

A los tres meses de la cirugía acudí al primer chequeo de control. Ya había completado las seis *instilaciones*.

El médico vio unos "punticos sin mayor importancia", según expresó.

Luego del examen sentí un ligero brote en el pecho, en el espejo del baño me vi la cara colorada.

A la semana siguiente, adolecí con inenarrable terror una **obstrucción urinaria**. Quería orinar pero no podía, sentía inflar como un globo la vejiga con insoportables dolores punzantes. Alarmado llamé a Isabel quien con angustia me llevó de urgencia al consultorio del **urólogo**.

El trayecto se me hizo eterno. Me sobrevino la desesperación y el llanto. Al llegar a su oficina, el médico me empezó hacer preguntas de trámite. No tenía cabeza para responderlas.

—No sé, no sé doctor,…, por favor ayúdeme con esto —le supliqué.

La enfermera me acostó en una camilla y aplicó un gel en la barriga. Me pasó un aparato por la misma, y comprobó en un monitor que la vejiga estaba a reventar.

Me introdujo un catéter. Con la expulsión artificial de la orina vino el inmediato alivio.

Me dejaron una sonda tres días. Hasta el día de hoy me ha costado mucho asimilar el trauma de esa ingrata experiencia.

Tres meses después, en pleno verano, el médico se había ido de vacaciones con su esposa, por lo que su hijo me realizó el chequeo.

—No te vas a asustar, pero encontré tumorcitos nuevos, vi como cuatro o cinco —me informó.
—Doctor, ¿y ahora qué vamos a hacer? —le pregunté.
—Tengo que operarte —me sentenció.

Acepté con una sonrisa fingida. Se interpuso un incómodo silencio mientras el médico preparaba los formularios para autorizar el procedimiento quirúrgico.

— ¿Tienes alguna pregunta? Negué con la cabeza gacha.

La noticia me derrumbó. Significaba que las células cancerosas se le habían escondido a los patrulleros de mi vejiga, que se suponía habían sido estimulados por el **bacilo instilado**.

El adversario no cesaba su ataque. En mis adentros rogaba para que en su regreso no estuviera muy ofendido.

El obstinado cáncer como quien aprieta una tuerca, ponía a prueba nuestra capacidad de respuesta anímica.

El cangrejo era indolente al martirio que pudiera causar su implacable avance.

Tocaba pararme de la lona, sacudirme el polvo, ponerme en guardia con dignidad y gestionar los aburridos e inevitables trámites.

De nuevo, exámenes de todo, madrugada con la cobija y las medias de lana en la bolsa plástica, cirugía, dolor, sangre, sonda durante la recuperación y espera de los resultados de la **biopsia**.

Puede haber varias *patologías*, pero la incertidumbre siempre será la misma en todas.

Cuando fuimos a recoger el resultado del análisis de tejidos al consultorio del *urólogo* hijo, quien me había operado en esta ocasión, oculté mis ansiedades bajo un manto de cordialidad.

— ¿Tiene el informe doctor?

—Déjame ver,…, *"cistitis eosinofílica"* —leyó en su computador.

De repente, el médico dio un brinco y salió raudo a la oficina contigua de su padre, quien había regresado de vacaciones, y le expresó: *"¡Papi, no le salió cáncer a Quijano! "*

Para no eclipsar su genuina emoción, no me atreví a preguntarle qué cosa era eso que lo había hecho saltar de alegría.

Cuando en internet empecé a descifrar las dos enigmáticas palabras, la dicha me duró poco.

El *bacilo atenuado* que se adhirió en las paredes de mi vejiga, hizo acudir a unos aguerridos soldados del cuerpo de defensa, llamados *eosinófilos*.

Estos activaron *enzimas* en el combate, que desencadenaron la *inflamación de la vejiga* o *cistitis*, como también se le conoce.

Este proceso, que podía perpetuarse, se consideraba una rara enfermedad, descrita por primera vez en 1960. Desde entonces se habían reportado pocos casos en todo el mundo. La evolución clínica de esta condición era impredecible y su tratamiento pocas veces efectivo.

El baldado de agua fría, me dejó tiritando de indecisión. Como en el cuento: "no sabía que era preferible, si morir de un tiro en la cabeza o de una puñalada en el corazón".

DIETA VEGETARIANA

"Nada beneficiaría más a la salud humana que la evolución hacia una dieta vegetariana".

Albert Einstein

Mi lucha contra la enfermedad se podía resumir en dos diagnósticos erróneos; dos cirugías para *resecar tumores*; un tratamiento de *inmunoterapia* con base en una *patología* que arrojó *carcinoma superficial*; una *obstrucción urinaria* y una inflamación de vejiga, revelado en una segunda *biopsia*.

Hasta el momento tenía depositada toda mi confianza en el arsenal terapéutico disponible.

Como estrategia, había cambiado mi manera de ganarme la vida para evitar un *estrés* que pudiera agravar la condición.

Desemboqué en una *cistitis crónica*, con la preocupación que el cáncer aprovecha los *procesos inflamatorios* para crecer y multiplicarse.

Una mañana caminando pensativo por la adoquinada calle Tetuán del viejo San Juan, me detuve en una librería, antes de abrir la tienda. En la estantería destinada para los libros de salud, me encontré con un ejemplar en cuya portada se anunciaba que el mismo era "el estudio de nutrición más completo realizado hasta el momento". Tras una rápida ojeada lo compré y de inmediato me sumergí en *"El estudio de China",* escrito por el doctor Colin Campbell.

En la década de los setenta, el primer ministro de China, estaba en un estado terminal producto de un cáncer.

Promovió un estudio de investigación en su país para reunir información de su condición. El resultado final fue un atlas que mostraba en qué regiones de su patria había una gran incidencia de ciertos tipos de cánceres y en cuáles no se evidenciaba la malignidad.

Más adelante, un equipo de científicos de talla mundial, llevaron a cabo una investigación que relacionaba la dieta, el estilo de vida y la enfermedad. Algo que no se había hecho nunca.

La naturaleza de la dieta típica vegetariana de la China rural fue esencial para los resultados del estudio.

El libro ofrecía un nuevo enfoque para comprender la nutrición. Demostraba que todo aquello que ignorábamos, hacíamos mal o no comprendíamos de la alimentación, podía tener efectos devastadores en nuestra salud.

Se presentaban un gran número de hallazgos, como que el consumo de productos lácteos podía aumentar el riesgo de *cáncer de próstata*, que la nutrición frenaba los *agentes cancerígenos* y controlaba el ataque del cangrejo, o que una dieta inadecuada podía despertar una formación maligna que hubiese permanecido dormida, entre muchas otras significativas revelaciones.

Se indicaba en el libro que las dietas bajas en proteína animal inhibían el desarrollo del cáncer, siendo seguras para el organismo las proteínas vegetales.

Según el autor, las personas que ingirieron la mayor cantidad de alimentos de origen animal contrajeron las dolencias más crónicas. Agregaba que la dieta capaz de revertir o prevenir dichos achaques era la vegetariana, incluso existiendo una predisposición *genética* para la enfermedad.

Con relación a *la inflamación*, promovida en mi vejiga de manera artificial y definida por un cirujano griego como *"rubor, tumor, calor y dolor",* me inquietaba su capacidad de favorece el crecimiento de *células tumorales,* por lo que me resultaba impostergable eliminar de mi menú los alimentos que la fomentaran.

Desistí de consumir la comida proveniente de todo ser viviente con cara, como la carne, los productos lácteos, las grasas, los huevos, el azúcar, el arroz blanco y las harinas refinadas en todas sus formas.

La teoría que exponía el efecto irritativo que producía las grasas y los aceites era tan profusa como pesada. La simplifiqué en la práctica con el consumo de aceite de linaza y en ocasiones, aceite de oliva extra virgen del primer prensado en frío.

Junto a la renuncia de ciertos alimentos, estaba la promoción de otros para evitar la formación de tumores, como los frutos secos y las semillas; las especias y hierbas aromáticas; los vegetales y las legumbres; las frutas; el té verde, el chocolate oscuro y el vino tinto.

Debía tener cuidado con el consumo de sustancias promotoras de hinchazón, ya que estas bloqueaban la señal que obligaba a la muerte celular programada.

Volví a encontrar que la *apoptosis* era un ordenado e importante proceso natural, que programaba la existencia de una célula; eliminándola cuando su misión estaba cumplida o si la misma mostraba señales de estar defectuosa.

No ocurría este fenómeno en las células cancerosas, por esa razón se las consideraba "inmortales".

Frente a una **respuesta inflamatoria** exagerada, los comandos **inmunes** podrían no estar preparados para encarar una misión de tal envergadura. Si estos defensores se veían desbordados, abandonaban el campo de batalla, dejando al agresor a sus anchas.

Me resultó grato saber que adoptar una dieta saludable y un estilo de vida sano podía **revertir** mi **cáncer de vejiga**, por lo que sin dudarlo incursioné en la cocina vegana.

Imaginé que me topaba con el legendario genio de la lámpara. Con su turbante y ojos entornados, típicos de quien nos hace un ofrecimiento trascendental, me diría:

"A tu izquierda tienes mil alimentos, puedes comer el que quieras y cuanto apetezca, pero sólo vivirás uno o dos años. Ves a tu derecha cien alimentos, puedes comerlos con moderación y

equilibrio, de seguro vivirás veinte o más años. ¿Qué prefieres?".

La respuesta parecería obvia, salvo que de ordinario, se escoge lo peor.

Le respondí al genio que me iba por los de la derecha. *"Ah, se me olvidó decirte que no encontrarás en ellos nada de origen animal",* me dijo con la risita de quien se guarda algo durante una promesa de cuento.

Desde mucho tiempo atrás, Isabel y yo, no depositábamos en el carrito de compras alimentos congelados, procesados o enlatados. Lo que se constituía en un buen comienzo.

De manera gradual prescindí de las apetitosas carnes rojas, como un primer paso; seguí con el pollo en todas sus presas y formas de preparación, para luego con decisión abandonar para siempre el pescado.

Había aprendido a cocinar luego de una exitosa intervención quirúrgica de Isabel algunos años atrás. Esta circunstancia sacó a la superficie un desconocido talento culinario que me daba gusto y pasión.

La selección de productos en el mercado me resultaba grato y familiar. Diseñé un menú, me concentré en conocer y escoger los vegetales del mercado, identifiqué unos cuantos restaurantes orgánicos y me introduje en la dieta vegana sin ínfulas, ni juicios a quienes hasta ayer habían sido mis pares carnívoros.

Este cambio respondía más a un instinto de conservación que alguna otra consideración ética, ecológica o religiosa.

Cuando dejé el cigarrillo supe lo que era fuerza de voluntad: "querer y no poder", mis nuevas decisiones nutricionales las enfocaba más en el campo de la conciencia: "poder y no querer".

En mi nuevo estilo de vida cualquier cosa que me llevase a la boca, tendría un propósito distinto a satisfacer deseos y placeres. Era cuestión de vida o ambrosía.

En el nuevo camino elegido, debía tener especial cuidado con el efecto *"ya que diablos"*.

Empujados por la tentación comemos algo *prohibido*, en el momento del *pecado* pensamos: *"ya untada la mano",* y nos atragantamos. Para matizar la culpa nos decimos: "Mañana vuelvo a comenzar".

De igual forma, debía evitar el calificativo "prohibido", referido a algún alimento. Pedirle a alguien que no piense en algo, es la mejor manera que no se le borre de la mente. Los especialistas lo llaman "***procesamiento irónico***", para la mente prohibir es sinónimo de antojarse más.

¡Jamás mi vida podría volver a ser, como lo fue antes del diagnóstico de cáncer!

Todos hemos tenido diversos puntos de arranque en nuestras vidas, que podemos definir: El primer día de escuela; nuestra primera pareja; el primer trabajo… Podemos establecer con precisión dónde empezamos, pero el final de cada camino depende de nuestras decisiones.

El diagnóstico de una enfermedad crónica, es un punto de arranque. El desenlace estará signado por nuestras elecciones y una de ellas es cambiar nuestra forma de alimentarnos.

Debía tallar en piedra la máxima de Hipócrates: *"Que tu medicina sea tu alimento, y el alimento tu medicina"*.

Los rótulos de los productos que debía consumir sonaban técnicos y extraños: Alimentos **antinflamatorios**; con bajo **índice glucémico**; **antioxidantes**; con **fitoquímicos**; **probióticos**, entre muchas otras etiquetas calificadoras de propiedades.

La interacción de estos nutrientes con nuestro metabolismo era de tan misteriosa para la ciencia, como la acción de la quimioterapia en un gen establecido como blanco.

Con relación a estos alimentos me empecé a cuestionar: ¿Qué eran? ¿Dónde se encontraban? ¿Cuáles eran sus beneficios? ¿Cómo se podían obtener estos?

LOS LÍMITES DE LA CIENCIA

"La investigación de las enfermedades ha avanzado tanto, que cada vez es más difícil encontrar a alguien que esté completamente sano".

Aldous Huxley

A los tres meses de la segunda operación realizada en el verano del año 2013, debía asistir al protocolario chequeo. El procedimiento lo realizó el **urólogo** hijo.

Corría el mes de noviembre. A esta altura ya había aprendido a leer los gestos de los médicos.

—Tienes varios tumorcitos, vi uno en la parte de arriba de la vejiga —me informó.

—Doctor, ¿qué otras opciones de tratamiento tengo, debo repetir las *instilaciones*?

—Las expectativas con ese tratamiento no han sido las mejores, por ahora debes volver al quirófano.

— ¿Estaré en el quirófano cada tres meses doctor?

—Tengo un paciente que lo intervengo cada mes.

Levantó un dedo señalando un lugar imaginario y sentenció:

"*La gente de* **radio** *es feliz aplicando la terapia en pacientes de próstata que luego vienen acá con cáncer en la vejiga. Me ha tocado sacar muchas*"

La imagen de una **remoción radical de vejiga** me hizo erizar. Me asaltaron dudas de la eficacia de la **disciplina urológica**.

Ocultando mis emociones y con un hilo de voz le pregunté al médico:

— ¿Se puede programar la cirugía empezando el nuevo año?

—No hay problema, la haremos en enero —concluyó el doctor.

Al salir del consultorio, Isabel notó mi cara encendida. Me levanté la camisa y noté un brote colorado en el pecho y el abdomen, muy parecido a lo ocurrido en el chequeo pasado, pero más intenso. La voz también se me había adelgazado, pensé que era por los nervios. Aquello de quedarse sin vejiga, asustaba hasta al más guapo del barrio.

A los pocos días me encontraba trabajando en la tienda, cuando de pronto sentí dolor y urgencia de orinar, que se fue incrementando con el paso de las horas. Fui en repetidas ocasiones al baño, en los lapsos que los clientes me lo permitían. Observé con preocupación que con cada ida al servicio, el flujo disminuía y el ardor aumentaba.

Mi mente recordó la obstrucción urinaria que había experimentado y me entró el terror. Se me revivió el trauma.

Llamé al **urólogo** hijo quien con mucha tranquilidad me indicó que tomara un medicamento para la **alergia**.

Cerré la tienda y me dirigí corriendo a una farmacia cercana en donde compré el anhelado antídoto. Me tomé dos copas del rosado jarabe, lo que me produjo un profundo e incontrolable sueño que me dificultaba atender a los ocasionales compradores. El remedio no funcionó.

Entrada la tarde experimenté el temido y martirizante tapón urinario. Informé por teléfono mi situación al **urólogo** y me dirigí angustiado en un taxi a su consultorio.

Al llegar, me esperaba muy atenta y diligente la enfermera, quien de inmediato me colocó la sonda. Aliviado, recibí las instrucciones del médico: *"Mañana te puedes quitar el **"Foley"**, no tienes que venir, voy a explicarte cómo hacerlo".*

Así lo hice al día siguiente, pero bien entrada la noche mis vías urinarias se obstruyeron de nuevo.

Atribulados Isabel y yo, optamos por acudir de urgencia a un hospital cercano al apartamento. Me colocaron de nuevo otro **catéter "Foley"**, con el que permanecí cuatro días muy deprimido.

La frustración empezó a apoderarse de mí. Era una realidad que la condición me ponía en una situación de fragilidad que requería ayuda profesional, sin embargo esta asistencia médica en circunstancias normales o urgentes, empezaba a mostrarme limitaciones y consecuencias desagradables.

La perspectiva de empezar el nuevo año con una tercera cirugía nos dejó muy apesadumbrados.

Tenía que encontrar mecanismos para que el proceso de sanación fuera lo menos doloroso para mis seres amados y para mí, pero ¿cuáles?

Por fortuna no tuve contratiempos con la tercera cirugía y recuperación.

El resultado de la siempre temida y anhelada biopsia fue *"Carcinoma uroterial papilar de bajo grado"*.

Me encontraba en la misma condición que el pasado año, era como si el tiempo se hubiese congelado.

En lo concerniente al protocolo de seguimiento, era borrón y cuenta nueva, en abril debía someterme a la primera *cistoscopia* de control, para los efectos las anteriores no contaban.

De nuevo exámenes invasivos cada tres meses por dos años, luego una vez al año por el resto de la vida.

Pasaron los días y llegó el momento del chequeo de rutina. Al acudir junto con Isabel al consultorio, la amable y dulce enfermera me dijo: *"Para que no te vaya a pasar lo de las veces pasadas, me voy a ir con todas las precauciones, mis guantes no son de "latex" y voy a usar otro desinfectante en el área"*, dicho esto, llamó al **urólogo** padre para que me realizara el procedimiento.

"Vi unas cositas muy pequeñitas, te espero en la oficina", me dijo.

Entré al cuarto de baño a cambiarme y de inmediato se desencadenó en mi cuerpo una violenta *reacción alérgica*.

Sentía deseos de orinar, evacuar y vomitar. No había un milímetro de mi piel que no tuviera una roncha colorada, tenía la parte blanca de los ojos inyectadas en sangre.

La alarmada enfermera salió corriendo a buscar al médico, mientras Isabel asustada, permanecía a mi lado tranquilizándome.

"Háblame, háblame, Luis", me repetía la enfermera de regreso. Por momentos sentía que el aire me faltaba, me aplicó una **inyección de cortisona** y salió de nuevo presurosa a buscar al médico.

El doctor estaba igual de aterrado, daba vueltas desconcertado. Me sobó la cabeza en un gesto paternal como consuelo. Veía la impotencia en sus ojos. Sentí pena por él y por mí.

La enfermera me aplicó otra inyección y le dijo al médico: *"Doctor yo creo que es mejor que lo llevemos a la sala de emergencias"*.

Me sentaron en una silla de ruedas y salí por la atestada sala de espera. Los pacientes con los que había coincidido un rato atrás, se alarmaron e inquietaron.

Sentí empatía y fraternidad con ellos, todos mayores en edad. Con algo de humor que la situación permitía, adiviné sus pensamientos: *"Si esto le pasa a este que está más joven y rozagante, ¿qué será de nosotros?".*

En la sala de emergencias, se encontraba el **urólogo** que había errado su diagnosticó en dos oportunidades.

—Doctor, ¿usted se acuerda de mi esposo? —le preguntó Isabel.

—No, ¿qué le sucedió? —replicó.

—Tiene **cáncer en la vejiga** doctor, el estuvo con usted en dos ocasiones y su diagnóstico estuvo tan equivocado que mire las consecuencias —le espetó Isabel con voz temblorosa por la indignación.

El aludido galeno salió despavorido, dejando con su bata blanca una estela de mala práctica y negligencia.

Cuando me recuperé un poco, antes de regresar a casa le pregunté al médico: "Doctor, ¿y ahora?".

Se rascó la cabeza, miró unos papeles para ganar tiempo mientras encontraba las palabras acertadas y me soltó la respuesta:

"Los futuros chequeos tendría que hacértelos en el quirófano, con el mismo protocolo como si fueras a operarte; es decir exámenes de admisión, anestesia y recuperación. No queremos correr riesgos".

El panorama no podía resultarme más desalentador y sombrío. Había perdido la fe en las posibilidades que la ciencia médica me ofrecía para curar mi enfermedad.

Segunda parte

LA OPCIÓN ALTERNATIVA

EN BÚSQUEDA DE OTROS RUMBOS

"Cuando una medicina no hace daño deberíamos alegrarnos y no exigir además que sirva para algo".

Pierre Augustin de Beaumarchais

La alternativa médica es la primera instancia a la que acudimos la mayoría de pacientes de cáncer. La misma tiene validez mientras funcione.

Cuando la propuesta nos muestra sus limitaciones o fallas, es necesario y hasta imprescindible mirar al costado. Una de las señales que nos indica su fragilidad, es cuando el médico empieza a pronunciarnos la frase *"calidad de vida"*.

Dejar a un lado el método terapéutico por el que uno había pagado un plan de salud, para embarcarse en una terapia que no tenía cobertura en el seguro médico - debía ser financiada del propio bolsillo -, no era decisión fácil.

Explorar otros universos no era tan sencillo, porque además de nuestra humana tendencia de aferrarnos a lo conocido, nos encontrábamos frente a una apuesta en donde lo que estaba en juego era nuestra propia vida.

Una inadecuada selección de un tratamiento, estaría acompañada de reproches y sentimientos de culpa propios o ajenos. Los taladrantes "y si hubiera...", o el fastidioso "te lo dije", como una tortura se incorporarían implacables a nuestra advertida existencia.

En realidad no eran otros mundos por descubrir. En términos generales se podían definir con base en el enfoque de la enfermedad, dos territorios: un grupo que apuntaba a los síntomas y el otro al paciente.

Los dos se miraban con recelo. Cuando tenían la oportunidad, se agredían, desprestigiaban y ridiculizaban en forma mutua.

Ambos podían anotarse historias de éxito y fracaso. En ellos se encontraban seres con vocación de servicio, como también especímenes ambiciosos, ególatras o charlatanes.

¿Qué harían otras personas en una situación similar? Me pregunté, y averigüé.

El cantante de origen puertorriqueño Draco Rosa, quien fuera miembro del grupo Menudo en los años ochenta, fue diagnosticado de un *cáncer linfático*, en el año 2011.

El conocimiento que tenía de experiencias de familiares que habían sufrido con tratamientos de quimioterapia, le hicieron elegir la medicina natural para enfrentar la condición.

Se dedicó a investigar con dedicación sobre este campo. Escuchó varias historias de éxito de sanación de personas que habían utilizado altas dosis de **vitamina C** para combatir el cáncer.

Participó en convenciones en donde aprendió diferentes alternativas naturales y la importancia de la nutrición. En contravía de la opinión familiar, se orientó en esa dirección.

Sobre el particular, el artista afirmó: *"Con el cambio en mi alimentación, las altas dosis de* **vitamina C** *y* **bicarbonato de sodio,** *entre otros, pude eliminar dos de los tres tumores que tenía".*

Para atenuar la preocupación de sus familiares, decidió enviar cartas al instituto Gerson en California y a la clínica Burzynski en Texas, solicitando información.

Le contestaron primero del centro médico en Texas, y allá fue. El costoso tratamiento no respondió a su interés de sanación, por lo que el cantante eligió ser parte de un estudio farmacéutico con un nuevo medicamento, antes de realizarse un **trasplante de médula ósea.**

La enfermedad recurrió en su cuerpo. En febrero del 2014 se expuso a un segundo trasplante con sesiones posteriores de *quimioterapia.*

Luego de esta ingrata *recidiva*, el artista declaró: *"[...] la primera vez opté por lo natural, ser vegano, era bien costoso [...] en un punto acepté que tenía que combinar medicina con lo natural [...] Creo que fue bueno para mí limpiarme, pero al mismo tiempo me cuestiono sí prolongué la enfermedad por haber esperado. Pienso: ¿lo arruiné?, ¿esperé mucho? Porque sé que hay doctores que dicen que si esperas mucho hay medicina que no funciona, así que siempre tendré en mi mente si hice lo correcto o lo fastidié".*

Ramana Maharshi, considerado por muchos un santo iluminado, detectó una protuberancia debajo de su codo izquierdo en el año 1949. Un doctor removió el tumor, pero al poco tiempo regresó más grande y doloroso. Le diagnosticaron *sarcoma maligno*. Lo operaron por segunda ocasión, esta vez, el tumor reapareció de nuevo con mayor tamaño y en un lugar más elevado. Se le sugirió la amputación del brazo pero Ramana se negó diciendo:

"No hay necesidad de alarmarse. El cuerpo mismo es una enfermedad. ¡Qué tenga su fin natural! ¿Por qué mutilarlo?".

Se le realizó una tercera cirugía seguida por un tratamiento de **radioterapia**. Después de una aparente mejoría, el tumor canceroso imparable, subió a través de brazo a un lugar más cerca del hombro. Le realizaron una cuarta y última intervención quirúrgica. Luego de la misma, el tumor se hizo más grande hasta llegar al hombro.

En la noche del 14 de abril de 1950, a las 8:47 p.m. Sri Ramana Maharshi murió a los setenta años, en su *ashram* de la India, con el dolor latente en su rostro.

Las decisiones que tomó el célebre Steve Jobs cuando supo que tenía **cáncer en el páncreas** en octubre del 2003, son calificadas como fatales y desacertadas por médicos y críticos.

En un primer intento recurrió a terapias alternativas, acorde con su inclinación al vegetarianismo y a las dietas extremas que seguía desde muy joven.

Su biógrafo aseguró en una entrevista que *"Él acudía a espiritistas e intentó combatir el cáncer a base de una **dieta macrobiótica** sin recibir ninguna operación".*

Los expertos afirman que no operarse a tiempo su ***cáncer de páncreas***, fue un error trágico.

En el mes de julio del 2004, cambió de idea y se expuso a una intervención quirúrgica para que le extirparan la malignidad.

Al tiempo que luchaba contra la enfermedad, dio un emotivo discurso de graduación en la Universidad de Standford en el 2005.

Habló de la muerte en su alocución. Paradójicamente en lo que respecta a enfoques y decisiones en la vida, manifestó: *"[...] no puedes conectar los puntos viendo hacia adelante; solo puedes conectarlos mirando hacia atrás. De modo que tienes que confiar en que estos de alguna forma se conecten en el futuro. Tienes que confiar en algo tu instinto, destino, vida, karma, lo que sea...".*

El gurú de la informática pudo ensamblar los engranajes necesarias para lograr su reconocido éxito innovador y empresarial, sin embargo, al parecer no ejerció el mismo criterio en lo relacionado con su salud.

En abril del 2009, viajó a Suiza y se sometió a un tratamiento experimental que fracasó.

Poco tiempo después se le realizó un **trasplante de hígado**. Esta decisión también fue cuestionada por los expertos. Como diría mi abuelo *"después de la guerra todos son generales"*

Steve Jobs falleció en octubre del 2011 a los 56 años, sus últimas palabras fueron los monosílabos ¡oh, wow!, que repitió tres veces.

Por mi parte, estaba dispuesto a empalmar los puntos necesarios para enfrentar la enfermedad.

Mientras uno permanecía en esa intención, de muy buena fe y con la mejor voluntad, personas allegadas acudían cada una con su receta infalible.

Alguno con aire grave, pontificaban: "Tienes que, ir, hacer,...", lo que sea. Quedaba uno como con una obligada asignación. En el próximo encuentro el requerimiento era inmediato: "¿Fuiste, hiciste,...?", lo que fuere. Ante la negativa, se iban refunfuñando un "ah, bueno, ya te lo dije".

No faltaba el conocido con la actitud de médico brujo, quien dictaminaba: *"Toma la cocción de hojas de guanábano"*. *"El **bicarbonato** es bendito"*, me dijo otro. *"Te tengo la solución"*, aportó uno más frotándose las manos: *"el remedio de un sacerdote brasilero"*, soltó con convicción. También preparé y bebí sin éxito la amazónica pócima de sábila, miel y aguardiente.

No tardé mucho en comprender que los productos milagrosos no funcionaban para acabar con el insidioso cangrejo. Por fortuna no alcancé a exponer mi mano a la dolorosa picadura del escorpión azul, promovida por algún inescrupuloso culebrero.

Para complicar aún más la difícil toma de decisiones, había que considerar también el universo intermedio de la pseudociencia.

En una esquina estaba la ciencia que dictaminaba: *"Aquí tenemos los datos, ¿qué conclusiones podemos sacar de ellos?"*. En la otra esquina se situaba la calificada falsa ciencia que proclamaba: *"Aquí tenemos las conclusiones, ¿qué datos podemos hallar para confirmarlas? "*.

Un muy buen amigo, entusiasta del "pensamiento nueva era", me expresó que según la nueva medicina germánica, mi *cáncer de vejiga* estaba relacionado con conflictos de marcaje de territorio.

No le dije que no, ni que sí. En mi pensar era como afirmar que una *gastritis* obedecía a la circunstancia de haber nacido regido por la influencia de virgo, por citar mi signo zodiacal y una condición al azar.

ELIGIENDO UN CAMINO

"Caminante no hay camino
se hace camino al andar".
Antonio Machado

Los pacientes de cáncer tenemos otro cumpleaños diferente al día de nuestro nacimiento. Se celebraba a partir de la fecha en que nos enteramos que la condición está en nuestro cuerpo. Los médicos llaman a este evento de una manera que no acaba de gustarme, por lo que evito en lo posible el calificativo de *"sobreviviente".*

Para los galenos cinco años de supervivencia es toda una proeza.

Los comienzos del año calendario, me recuerdan ese onomástico. Un mes de enero me diagnosticaron el *cáncer en la vejiga*.

Para los efectos, llevaba viviendo 'sobra' un año, cuando me encontraba a las puertas de un nuevo camino de sanación por elegir.

Años atrás del diagnóstico, Isabel y yo disfrutamos unas vacaciones en Cali, en la que fraternizamos con nuestros familiares y amigos.

Desde mis épocas estudiantiles tenía la grata costumbre de visitar una tradicional librería ubicada en el centro de la ciudad. Después de recorrer los estantes, me encantaba saborear un humeante capuchino con una torta de banano, mientras ojeaba los tesoros adquiridos.

Pocos meses antes del viaje, un hermano me había enviado al correo, una entrevista realizada en un programa de televisión colombiano. En la misma, un compatriota aseguraba que se había curado de un **melanoma** tomando una serie de zumos de acuerdo con una terapia.

Recorriendo los anaqueles, vi un ejemplar con la foto del paisano de los jugos en la portada. Al lado de este, había otro más grueso y costoso que abordaba el tema del cáncer, según pude leer en la cubierta. Una fuerza interior me hizo adquirir ambos.

Al llegar a la casa materna los leí de un tirón.

Me atrapó de manera particular el contenido del libro *"Terapia Gerson, cura del cáncer y otras enfermedades crónicas".*

Lejos de mí estaba vislumbrar que en el interior de mi cuerpo se estaba incubando la segunda y lenta etapa de la marcha del cangrejo: *la fase de desarrollo.*

En charlas con conocidos, si por casualidad tocábamos el tema del cáncer, comentaba los testimonios y recomendaciones de los libros. Afirmaba sin una razón diferente al impacto que el contenido de los mismos me había causado: "Si me llegara a dar cáncer seguiría la terapia que explican ahí".

Nunca sospechamos lo premonitorias que pueden ser las palabras.

El diagnóstico de cáncer me llevó a desempolvar los ejemplares. La información de los libros era importante y convincente, pero no suficiente para atreverse a iniciar un tratamiento por cuenta propia.

Traté de localizar al paisano de los jugos, mediante correos electrónicos y múltiples llamadas desde San Juan. Obtuve por respuesta vía internet, el ofrecimiento de un curso de un día en Bogotá, dirigido a personas interesadas en practicar la terapia Gerson, con una duración de cinco horas. Se señalaba el costo por persona o pareja. El lugar lo indicarían al recibo del comprobante de pago, el cual debía hacerse mediante consignación en un banco colombiano.

El curso prometía instrucciones para hacer jugos y preparar alimentos; contactos para conseguir suplementos e indicaciones para practicarse enemas de café.

Para mi pesar, la propuesta no resultaba cómoda para nuestro ajustado presupuesto familiar.

Por el lado del libro grueso, el panorama era más deprimente desde el punto de vista de viabilidad económica. Para obtener mejores resultados, aconsejaban comenzar la terapia en un centro de tratamiento certificado por el instituto Gerson. En la clínica recomendada debería permanecer dos o tres semanas. En mi caso, el más cercano sería una clínica ubicada en Tijuana, México, con un costo de permanencia de cinco mil dólares la semana, sin incluir los gastos de viaje.

Luego de estas dos semanas de instrucciones se regresaría a casa a continuar por dos años la terapia, que por sus características hacía imposible trabajar. Sus gestores no recomendaban realizar ningún tipo de esfuerzo físico, ya que el propósito era dirigir la energía al proceso de sanación. Esto era lógico, pero no práctico y posible para muchas personas. Me incluía entre ellas.

En la inversión inicial se debería considerar la compra de equipos y utensilios especiales para la preparación de los alimentos y los jugos. Además se tendrían que adquirir un filtro y un destilador de agua.

El sustento teórico de la terapia me resultaba muy convincente, le tenía mucha fe. El desafío era poder hacerla asequible a nuestro bolsillo. Pero, ¿cómo?

Sin desanimarme continué la búsqueda en internet. Encontré el testimonio de una chica relacionado con el cáncer de su padre, le envié el siguiente correo electrónico:

*Mi nombre es Luis Quijano, resido con mi esposa hace 14 años en San Juan, Puerto Rico. Este año me encontraron **cáncer en la vejiga**. Leí en un "blog" su testimonio con la experiencia de su padre y la terapia Gerson.*

Tengo muchas inquietudes y quisiera contar con su generosidad para resolver algunos interrogantes. ¿Vive usted en Colombia?, de ser así, ¿es fácil conseguir los insumos para la dieta? Le pregunto porque tengo el dilema de iniciar la dieta en Cali, Colombia o en San Juan, Puerto Rico.

Le estaré muy agradecido por cualquier orientación sobre el particular.

La terapia Gerson no recomendaba utilizar productos que no fueran de origen orgánico, es decir, que en su cultivo no se hubiesen utilizado pesticidas o fertilizantes.

En una preliminar exploración en San Juan, encontramos difícil adquirir estos productos. El plan alterno, sería ejecutarla en Cali, de ahí las preguntas a la muchacha.

Me respondió con gentileza y con la solidaridad de quien siente lo que uno está pasando:

*Desafortunadamente mi padre falleció hace un año. Con esta información no le quiero quitar las esperanzas a usted ni a su esposa; mucho menos que deje de buscar alternativas a la **quimioterapia.***

*Yo creo que mi papá vivió más tiempo gracias a su cambio de vida haciendo la terapia Gerson. El tenía **metástasis** en varios órganos del cuerpo y uno de los más comprometidos era el hígado con un tumor que se le alcanzo a desaparecer siguiendo el protocolo.*

Este tratamiento es muy costoso, ya que hay que tratar de comer todo orgánico y no es fácil conseguir los productos. Se necesita una máquina de jugos especial, para extraer todas las vitaminas de las zanahorias, frutas y verduras.

Le recomiendo que se comunique con el mentor de mi papá, el los guiara con gusto. Vivo en México pero si tiene cualquier inquietud me puede volver a escribir sin ningún problema.

Si mi papá estuviera vivo, yo creo que él le mandaría a decir que por favor hiciera todo lo posible por hacer esta dieta, y que cambie sus hábitos alimenticios para curarse de su enfermedad. En realidad, esta es un aviso que le está dando su cuerpo para que pueda hacer un giro en su vida y la pueda vivir feliz junto a su familia.

Sentí profunda gratitud con Dios por poner en mi ruta de búsqueda a esta generosa y desconocida chica.

Ella tenía toda la razón, uno de los cambios en mi vida, era el despertar en la conciencia que estaba en el planeta para evolucionar, requería un cuerpo sano para llevar a cabo ese propósito.

Seguí su recomendación y me puse en contacto con el mentor de su padre, quien residía en Estados Unidos. Le envié un correo electrónico en donde le solicité su número telefónico para dialogar con mayor amplitud, si era posible. Me respondió con presteza, indicándome que lo llamara al día siguiente.

Así lo hice. Dialogamos alrededor de dos horas.

Me impresionaron su profundidad conceptual y seguridad para transmitir sus conocimientos y experiencias.

El testimonio de su lucha contra el cáncer era contundente e inspirador.

En 1993, antes de una competencia de ciclismo, se sometió a un examen médico. Le encontraron una masa en el riñón izquierdo y el derecho demasiado comprometido. Le diagnosticaron **cáncer terminal de riñón.**

El **urólogo** le sugirió cirugía seguida con un **tratamiento de radiación o quimioterapia.**

Aceptó que le removieran el riñón izquierdo (Con el conocimiento adquirido, se arrepentiría después de esa decisión).

"Si no te sometes a **diálisis**, tendrás menos de un año de vida". Le dijo un especialista.

Un día, caminando en New York, encontró en una tienda de productos naturistas el libro testimonial de Beata Bishop, *"Mi triunfo sobre el cáncer".*

Tras su lectura, decidió comprobar la veracidad de la información y se dirigió en automóvil hasta la clínica Gerson, ubicada en Tijuana México, que la autora del libro mencionaba.

En ese lugar, compartió con varios pacientes, cada uno, con diferentes tipos de cáncer terminal.

Empezó el tratamiento y se mantuvo los dos años que exigía la terapia siguiendo el estricto protocolo.

Cada año se realiza exámenes médicos completos.

En el 2003, fue a un examen de rutina y una *ecografía pélvica* mostró tres *nódulos* con tamaños promedio de tres y cinco centímetros en su próstata. Una segunda opinión confirmó el cáncer. El doctor le sugirió una *biopsia,* a lo cual se negó, por el contrario, intensificó la terapia Gerson.

El mentor atribuía estos *nódulos* al ejercicio excesivo mediante la práctica de ciclismo por más de diez años, unido a una deficiente nutrición.

Tres meses después se sometió a un *ultrasonido*. No aparecieron tumores en las imágenes del área de la próstata.

En el diálogo telefónico le hice docenas de preguntas que contestó con sabiduría y paciencia.

Le formulé mi inquietud acerca de la posibilidad de realizar la terapia Gerson haciendo modificaciones que me permitieran trabajar de manera parcial.

"Yo me levantaba a las cuatro. A las diez de la mañana ya tenía la mitad de la terapia realizada. En una neverita llevaba algunos jugos a la oficina", indicó.

Su comentario me dejó muy animado. Sentía que tenía un as terapéutico bajo la manga.

Mi ser en lo profundo, encontraba correcto este camino de sanación, no obstante, no tenía claro aún cómo generar ingresos trabajando medio tiempo.

En forma paralela, escribí al Instituto Gerson solicitando información. Me contestó una especialista en educación, quien adjuntó a su respuesta una serie de documentos.

Leí con mucha atención el folleto explicativo con la relación de pacientes recuperados con el método.

Lo acompañó con tópicos relacionados con la dieta Gerson y la **alergia** a ciertas comidas; el listado de productos permitidos y evitables, los métodos de cocción de los alimentos, la dieta de mantenimiento para pacientes recuperados, el ejemplo de la compra semanal y el menú diario.

El contenido de la información estaba a la altura de mis esperanzas.

Llamé agradecido a la especialista en educación del Instituto. Me indicó que también ofrecían un servicio de asesoría telefónica, no médica.

Le pregunté si conocía algún paciente con *cáncer de vejiga* con quien pudiera compartir su testimonio. Me suministró los datos de contacto de un paciente australiano. De inmediato le envié un mensaje a su correo electrónico y a los pocos días, con una benevolencia que superaba las barreras idiomáticas, me respondió compartiendo su historia.

En el año 2005 fui diagnosticado con un *carcinoma de células transicionales en la vejiga,* *mediante cirugía me "quemaron" la malignidad* *calificada como alta.*

El médico me recomendó hacerme el
tratamiento con el Bacilo Calmette Guerin (BCG),
pero me negué.

Después de la cirugía empecé el protocolo intensivo Gerson. Consumía trece jugos diarios, me hacía cinco enemas de café al día y seguía una dieta ciento por ciento vegetariana. Practiqué el método al pie de la letra por siete meses.

Fue un trabajo duro que me ocupaba todo el día. Sin la ayuda de mi esposa hubiera sido imposible realizar la rutina diaria, consistente en procesar cada hora un jugo fresco, desde las siete de la mañana hasta las siete de la noche; lavar y cocinar los vegetales y preparar las comidas.

*A los seis meses, me hice una **cistoscopia** en donde el doctor removió algunas "áreas sospechosas".*

*En la **biopsia** se encontró que eran de bajo grado de malignidad.*

Seis meses después me hice otro examen. La **patología** *no arrojó signos de células cancerosas, sin embargo, el doctor nuevamente cauterizó algunas áreas sugiriéndome nuevamente el* **BCG.**

La rutina de "quemar" se repitió en varios chequeos semestrales. El médico me indicó su preocupación por la posibilidad de perforar mi vejiga por las repetidas intervenciones quirúrgicas.

Gradualmente reduje los enemas y jugos por los siguientes diecisiete meses de tratamiento. Luego continué con una dieta modificada.

En el 2009, acepté realizarme la serie de **instilaciones con BCG** *por seis semanas.*

El año pasado (2012), me hice tres **instilaciones** *y no me encontraron signos de malignidad en los chequeos.*

En lo que a mí respecta, hoy en día estoy CURADO, gracias a la terapia Gerson.

En siguientes comunicaciones, mi nuevo amigo australiano, me contó que junto con su esposa habían estado dos semanas en la clínica Gerson de México.

También compartió importantes detalles como el modelo de procesador de jugos que utilizaba y el uso de algunas vitaminas y suplementos.

Motivado por lo transmitido en sus mensajes, me comuniqué de nuevo con el Instituto Gerson. Me enviaron la aplicación para el programa de asesoría telefónica no médica y una lista de exámenes clínicos requeridos para la evaluación.

A esta altura estaba conmovido por la solidaridad de mis semejantes. Me emocionaba la capacidad de respuesta que tenemos los seres humanos cuando se nos pide ayuda.

Sin excepción no conocía de manera personal a ninguno de mis amables consejeros, sin embargo en cada una de sus palabras podía sentir sus buenos deseos con respecto a la recuperación de mi salud.

EL FUNDAMENTO DE LA TERAPIA

"Veo en el Dr. Max Gerson a uno de los genios
más eminentes en la historia de la medicina"

Albert Schweitzer

L os dos pilares del programa Gerson eran la nutrición y la desintoxicación. El protocolo, requería cada día, el consumo de trece jugos frescos; la práctica de cinco enemas de café para ayudar al organismo a un proceso de limpieza; la preparación con productos orgánicos de las comidas y el uso de suplementos recomendados.

Mi instinto de conservación me condujo a una intensa búsqueda de información de esta terapia.

En el libro que había comprado años atrás, se indicaba que el programa terapéutico Gerson estaba dirigido a recuperar la capacidad del cuerpo para sanarse a sí mismo.

Se podría lograr esto, a través de una eliminación de los venenos acumulados en el cuerpo a lo largo del tiempo, por medio de un estricto programa nutricional con productos orgánicos ricos en nutrientes y enzimas. Se planteaba que la toxicidad del organismo y sus deficiencias nutricionales eran las causas de las enfermedades.

Exponía el libro que los malos hábitos alimenticios e inadecuadas respuestas emocionales, entre otros factores, apagaban a lo largo del tiempo el sistema de defensa del cuerpo.

La terapia Gerson intentaba conseguir tres respuestas *fisiológicas* específicas: Equilibrar la *bioquímica* del cuerpo, mejorar el funcionamiento de un *sistema inmunitario* deprimido y corregir el trabajo de órganos esenciales, como el hígado, el órgano de desintoxicación más importante del cuerpo.

El doctor Gerson asumía que eran necesarios dieciocho meses para sanar y restablecer el hígado y la totalidad del organismo. El programa diseñado por él, enfatizaba en la restauración de órganos y sistemas.

Un año antes de su muerte en 1959, se publicó el libro del doctor Max Gerson: *"Una terapia del cáncer. Resultados de cincuenta casos"*.

Tras treinta años de experimentación clínica y el estudio de toda la literatura médica relacionada con el cáncer, el doctor Gerson, encontró que los pacientes con esta condición, además de tener el hígado intoxicado, estaban incapacitados para digerir grasas y aceites.

Detectó que los residuos grasos no digeridos eran captados por las ***células malignas*** haciendo crecer estos tejidos y tornándolos agresivos. Las proteínas de origen animal actuaban como ***toxinas*** en el cuerpo.

Observó el doctor Gerson que la sal era capaz de alterar las funciones de las células, en forma tal que podía provocar cáncer, ya que el sodio inhibía esenciales procesos reguladores en el organismo. El médico comprobó que el potasio era necesario para **catalizar** **esos** **procesos** **enzimáticos**.

La razón por la cual los soldados del sistema de defensa del cuerpo, no podían atacar y destruir los **tejidos malignos**, era porque al carecer esos comandos de una buena **acción enzimática**, no reconocían las **células cancerosas**.

La temperatura alta inactivaba o destruía moléculas vitales presentes en los alimentos, de ahí que el método Gerson recomendaba cocinar a fuego lento.

Desde los principios de la terapia, su creador utilizó **enzimas pancreáticas** para destruir la membrana de las células malignas, haciéndolas más vulnerables.

Se sabía que la **glándula tiroides** requería de yodo para la elaboración de la **hormona tiroxina**, reguladora del metabolismo.

El cloro del agua al integrarse al cuerpo, extraía el yodo de la tiroides y el flúor bloqueaba la acción fisiológica de la *tiroxina*. Por este motivo el gestor de la dieta incorporó el yodo como suplemento. Aconsejaba no consumir sal de ningún tipo y bajo ninguna circunstancia.

En general para mantener una buena función orgánica y una buena defensa corporal, afirmaba el doctor Gerson, que el cuerpo requería 52 minerales. Esta necesidad la cubrió con los jugos frescos y orgánicos incluidos en su dieta.

El doctor Max Gerson, con base en sus observaciones afirmaba:

*"El cáncer no puede recurrir en un cuerpo que funcione normalmente porque sus defensas son capaces de reconocer y destruir cualquier **célula cancerosa** que pueda desarrollarse, o no permiten, desde su incepción, que se inicien los cambios de la célula normal a la maligna.*

*[…] el **sistema inmune**, junto con otros sistemas de defensas, como las **enzimas**, el sistema hormonal y el buen balance mineral requieren de nutrientes apropiados que funcionarán solo si no están bloqueados por **toxinas**".*

En mi condición no necesitaba profundas elucubraciones sobre la fisiología de la enfermedad; no podía costearme tratamientos en los más modernos centros hospitalarios, tampoco exigía métodos doble ciego que validaran una alternativa convincente para mí.

Necesitaba algo en que creer y que lo mismo me sirviera. Sin embargo, como reza el adagio: *"No basta con pronunciar la palabra luz para que la lámpara se encienda".*

Tenía fe absoluta en que la terapia Gerson era el medio idóneo para restablecer mi salud. Tenía y quería llevar a la práctica esa certeza, una voz interior me repetía y afirmaba que ese era el camino correcto.

PUESTA EN MARCHA DE LA TERAPIA

"El único responsable de no seguir
los pasos de la terapia será tú mismo".
Charlotte Gerson

El horario de trabajo como empleado en la tienda de artesanías, se constituía en un impedimento para poner en marcha el protocolo Gerson.

Contemplamos la posibilidad de montar un negocio similar. En un año había aprendido cómo se operaba una tienda de recuerdos.

Las utilidades no eran la motivación en principio, sino el tiempo y la disponibilidad para comprometerse con el método de sanación.

Descartamos la alternativa de adquirir el negocio en el que estaba trabajando. Sus dueños nos manifestaron que no tenían intención de venderlo. Lo que si teníamos claro es que no montaríamos competencia en el área circundante de su tienda.

139

No me gustaba ir en mi vehículo al trabajo, lo hacía en transporte público. Esto me permitía ordenar las ideas.

Disfrutaba caminar y observar las bellas estampas caribeñas y las adoquinadas calles del viejo San Juan. La práctica de regresar corriendo con la fresca brisa marina nocturna, me hacía sentir estupendo en cuerpo y mente.

Este excitante y rutinario ir y venir, me sirvió para observar y analizar los negocios afines. Me enfoqué en encontrar un local, por lo que cada día transitaba por una calle diferente. Habían varios, la mayoría grandes y costosos, muy distante del concepto que teníamos del negocio.

Caminando por una de las calles que menos frecuentaba vi un letrero de "se cede", en un pequeño local. Llamé al teléfono indicado y concerté una visita para verlo. Al día siguiente una señora cubana nos mostraba a Isabel y a mí el sitio. Nos explicó que su jefe, quien tenía una tienda de artesanías en otra calle del sector, lo había alquilado para montar una sucursal de su negocio. La persona de confianza que tenía para manejarlo se había enfermado, por tal razón cedía el contrato del negocio.

Encontramos óptimo el espacio, muy lejos de la tienda en la que estaba trabajando y lo mejor, estaba dotado de estanterías y vitrinas que según la señora cubana, estaban dispuestos a negociar.

A la semana siguiente firmamos el contrato de arrendamiento con el propietario del inmueble.

Renuncié al trabajo en la tienda que me había empleado a lo largo de un año. Me despedí de sus dueños con gratitud y con la convicción que la decisión era óptima para mi salud.

La adecuación del local la suspendimos cuando me sometí a la tercera cirugía.

El año nuevo lo iniciábamos con tres acontecimientos importantes: Puesta en marcha de un negocio, intervención quirúrgica e inicio de una terapia alternativa de sanación.

Los cuatro **urólogos** que habían intervenido en mi cuerpo, no encontraban inconveniente que yo corriera. Eso me expresaron cuando consulté, en su momento a cada uno. El sentido común me indicaba que el impacto producido por cada paso del ejercicio podía ser perjudicial para mi vejiga. Decidí después de la operación, abandonar para siempre una actividad que amaba y disfrutaba mucho.

Muchas gotas de sudor cayeron en caminos puertorriqueños y colombianos. Quedaban atrás gratos recuerdos del olor del aire frio en las madrugadas; las gotas de lluvia mojando mi rostro en uno que otro atardecer, o las huellas dejadas en la arena de varias playas caribeñas.

Me consolaba la tragedia de una admirable corredora, que conmovió a toda la isla. La había visto en varias ocasiones, en mis habituales carreras por la ruta del viejo San Juan que bordea el océano.

Una mañana cuando se ejercitaba en compañía de dos corredores, un individuo la atropelló con su vehículo. El agresor se fue a la fuga de manera cobarde.

La deportista continuó su vida en una silla de ruedas. No se amilanó.

Isabel y yo, participamos en una carrera que se organizó con el fin de recoger fondos para su recuperación. Esto fue pocos días antes que me diagnosticaran la condición de cáncer por primera vez.

No solo lo que le ocurrió a esta maravillosa mujer era un consuelo. Su temple y valentía durante su recuperación, fue una enorme inspiración para nosotros.

Por el compromiso con el negocio en que nos embarcamos, y la limitación de recursos, no podíamos darnos el deseable lujo de pagar la estadía de dos o tres semanas en la clínica Gerson en Tijuana, México.

Antes de iniciar la terapia Gerson, eliminé algunos alimentos habituales en mi dieta, como la carne, la sal, el azúcar, la leche y sus derivados, entre muchos otros, señalados en una lista que me habían enviado del instituto Gerson, en la que se rotulaban como prohibidos.

Con Isabel empezamos a explorar los sitios en donde podíamos conseguir los productos orgánicos definidos en el protocolo. Nos encontramos con lo que sospechábamos. El costo de ingerir este tipo de comida era alto en comparación con una dieta normal.

"No hay nada más caro que estar enfermo". Sentenció el dueño de una cadena local de alimentos saludables.

En nuestra búsqueda encontramos que no se conseguían todos los alimentos especificados en la dieta Gerson.

El tema de la frescura de los mismos tenía ribetes de preocupación. En Puerto Rico se importaban la mayoría de productos para consumo. Un ejemplo particular, eran las manzanas verdes fundamentales en la terapia Gerson. Estas no se cultivaban en la isla, por lo que se importaban de California. En tiempos de escasez, se podían ver bolsas de estas frutas provenientes de sitios distantes como Chile o Nueva Zelanda.

Siguiendo la ruta orgánica, nos topamos con un mercado de productos ecológicos locales, que se abría al público el primer y tercer domingo de cada mes en una plaza de un sector de San Juan.

En tres pueblos de la isla habríamos de conseguir la mayoría de los alimentos. El viaje a los mismos, pasó a formar parte de nuestra rutina semanal.

Los jugos orgánicos eran el componente de mayor peso en el tratamiento. Para el procesamiento de los mismos, el instituto Gerson recomendaba utilizar un método de dos pasos que permitía extraer la mayor cantidad de *enzimas* y minerales de los vegetales. Los pasos eran la molienda de las frutas y verduras con un molinillo, y el exprimido de la pulpa resultante, mediante una prensa que permitía obtener el jugo.

Habíamos identificado el tipo y proveedores de equipos para hacer los jugos. La ideal era una elegante y robusta máquina, inventada por Norman Walker. Nos decidimos por una opción intermedia, más económica, consistente en un molino y una prensa separada.

El suplidor de destiladores de agua tenía una amplia oferta de productos y precios. Escogimos uno teniendo en cuenta la capacidad de almacenamiento de agua, conforme a la cantidad de enemas de café que debía realizar a diario.

Gestionamos por internet el pedido de los equipos. Los días de espera del recibo de los mismos, estaban acompañados de incertidumbre. ¿Se habrán perdido? ¿Llegarán en buen estado? Seguían apareciendo preocupaciones, con cada día de no tener noticia de los esenciales aparatos.

La tienda trajo los afanes de tramitar los permisos del gobierno para poder operar; la diligencia de la conexión de servicios públicos; la negociación con los proveedores de la mercancía y la adecuación y acomodo del local.

Nos ilusionaba iniciar las ventas antes de las tradicionales fiestas de la calle San Sebastián, que se celebran en el viejo San Juan, del 17 al 19 enero. No lo logramos.

Mientras pintábamos y preparábamos el negocio, sentíamos en la calle el bullicio y la alegría. La gente que bailaba con los vejigantes al ritmo de la plena, ignoraban los anhelos que se cocinaban en ese pequeño local, en donde teníamos depositadas vitales esperanzas.

Abrimos al día siguiente de finalizadas las fiestas. La primera transacción fue un pareo de playa a una chica de sombrero. Conservamos la foto del histórico momento.

No nos concentramos en el mantra de las ventas que tienen todos los comerciantes. Nuestro enfoqué era mi sanación. Esperábamos estar por encima de lo que de manera técnica se conoce como el punto de equilibrio. Ese afán de llegar al lugar en donde son iguales los ingresos operacionales y los gastos que el manejo del negocio precisa.

Estar arriba de ese punto imaginario, representaba el dinero necesario y suficiente para cubrir los costos de la terapia.

Por esos días obtuve los resultados de la tercera *biopsia* y se los envié a mi mentor quien residía en New Jersey. Se encontraba en Colombia e iba a permanecer un mes en nuestra patria.

Con anterioridad, me había suministrado la información del sitio en internet en donde podía conseguir los suplementos que la terapia Gerson demandaba, incluyendo el café orgánico y los aditamentos para practicar los enemas.

Sin ningún tipo de contratiempo, recibimos las máquinas.

Ante la circunstancia de no contar con la disponibilidad del consejero, debido a su viaje a

Colombia, decidí emprender la terapia por cuenta propia a manera de ensayo.

El "hazlo tú mismo", resultó abrumador e inquietante. Temía dañar alguna de los costosos equipos por mal manejo. Dudaba de la preparación y cocción de los alimentos. ¿Se habrán muerto las **enzimas vivas** con el calor? ¿Habré Lavado bien los vegetales? ¿Serán correctas las cantidades? ...

"El diablo está en el detalle", es un decir. La terapia Gerson aunque simple en apariencia, está repleta de particularidades.

Jamás en mi vida me había practicado un enema. Tal vez era la vía de aplicación, la que llevaba a hablar del tema en voz baja. Con la información escrita y la escasa orientación gráfica, me inicié en el ritual. En el primer intento, me surgió el temor de rasgar algo al introducirme la manguera plástica por el ano. Después vino la lucha por retener en el colón el líquido con café los quince minutos recomendados. Con ensayo y error llegué a dominar la técnica.

Cuando estimé que el guía había regresado de Colombia, le envíe un correo electrónico. Me respondió:

"Buenos días Luis, ya me encuentro de nuevo en los Estados Unidos. Después de estar conectado con un gran número de personas que han sufrido enfermedades como el cáncer, cada día veo que algunas no toman en serio su condición hasta cuando ya es muy tarde. Involucrarme en esas situaciones me afecta personalmente y por lo tanto no podría ofrecerte una asesoría personal".

El mensaje nos paralizó. Por una parte hablaba muy bien de su entrega y compromiso, además de los sinsabores que experimenta quien sirve. La otra cara de la moneda mostraba nuestro sentimiento de desprotección.

Sin mucho entusiasmo llenamos la solicitud que nos habían enviado del instituto Gerson, para el programa de asesoría telefónica no médica. La acompañamos de los exámenes médicos requeridos para la evaluación.

Un mes más tarde, el Instituto dio luz verde y con el aviso de aprobación nos enviaron la programación horaria de la terapia, y otros documentos tales como, un test de temperatura del *metabolismo basal*; información relacionada con el consumo de *vitamina B-12* y *hormona de la tiroides*; indicaciones para la realización de los exámenes periódicos de sangre y orina y un listado de suplidores de equipos y productos.

Coordiné con el instituto la primera asesoría. La duración fue de treinta minutos, y se realizó vía telefónica.

Al día siguiente, recibí un documento en donde se explicaba el uso del aceite de castor en uno de los enemas que hacen parte de la terapia.

A los dos meses realicé una segunda sesión de consulta vía telefónica.

Insistí con el mentor, empujado por Isabel. Para mi fortuna, aceptó asesorarme. Los pálpitos y admoniciones conyugales nunca fallan.

La primera semana de abril hicimos una conferencia telefónica con él en Estados unidos, su asistente en Barranquilla, Colombia y yo en Puerto Rico.

La asesoría duró más de dos horas, en las cuales se prodigaron en recomendaciones, precauciones y sabios consejos.

La experiencia del consejero, su serenidad y manera de contestar poniéndose en mi piel de paciente, superaron en mucho mis expectativas.

Al margen del profesionalismo de ambos, la consulta se desarrolló en una atmósfera cordial, sin afanes y sin guardar de su parte ningún tipo de información. Colgué con enorme gratitud y satisfacción.

A los pocos días me enviaron varios documentos con recetas, exámenes médicos específicos, instrucciones para realizar los enemas de café, recursos y sitios donde conseguir los insumos en Colombia y lo más importante el cronograma diario de la terapia con base en mis condiciones tanto físicas - según lo reportado en los exámenes de laboratorio - como de tiempo disponible.

Mi preceptor diseñó la terapia teniendo en cuenta que me movería en dos espacios: Nuestro apartamento y la tienda de artesanías en el viejo san Juan.

Me levantaría a las cuatro de la mañana a realizarme un enema de café.

En el lapso de tiempo entre las cuatro y media y nueve y media, consumiría cinco jugos, me haría otro enema, prepararía el desayuno, el almuerzo y tres jugos para llevar a la tienda.

A las diez de la mañana abriría el negocio y cerraría a las seis de la tarde.

De regreso a casa en la noche, consumiría dos jugos y finalizaría el día con la tercera lavativa.

Esta rutina debía seguirla en forma rigurosa y sin excepción todos los días. Decidí descansar los viernes de la labor en la tienda, por lo que conseguí una persona que me cubriera ese día en el negocio.

Las *reacciones curativas* en el cuerpo, también conocidos como "estallidos", son una evidencia de los efectos de la terapia. Junto con el ataque al *tejido maligno*, el cuerpo empieza a curar viejas lesiones. No lo hace de manera selectiva. En mi caso experimenté una *inflamación* en el tendón de Aquiles y molestias en diferentes músculos de las piernas, las que había exigido durante mis días de corredor.

A los pocos años de arribar a Puerto Rico, llegué a pesar más de doscientas libras, exagerado si se tiene en cuenta que mi peso ideal debe estar cercano a las ciento setenta y cinco libras. En mi mejor momento de práctica deportiva, corriendo a intensidad alta y asistiendo seis días al gimnasio para hacer rutinas de pesas, no pude bajar de las ciento ochenta y seis libras.

A los dos meses de iniciar la dieta pesaba ciento sesenta y siete libras, sin quemar una caloría con ningún tipo de ejercicio.

No me veían demacrado ni desmejorado quienes me conocían, aunque las manos y pies habían adquirido un notorio color anaranjado por el alto consumo de zanahoria.

La asistente de mi instructor me había expresado que con la dieta las canas desaparecerían; se matizarían las arrugas; los ojos se pondrían más brillantes y el pelo y las uñas crecerían muy rápido.

Aunque mi motivación era la salud y no la vanidad, era agradable escuchar esto que en efecto ocurrió.

El mentor me indicó que el cuerpo cuando tiene exceso de nutrientes, los envía a las partes periféricas, aquellas que no son indispensables para la supervivencia, como el pelo y las uñas. Lo de las canas y arrugas obedecía a una renovación celular del organismo.

La asistente, me brindó varios "trucos" de orden práctico para la ejecución de la terapia. Sus consejos resultaban tan sencillos como útiles. Por ejemplo me enseñó cómo determinar la temperatura adecuada del café del enema con el dedo meñique; cómo lavar los vegetales con vinagre y agua oxigenada o cómo preparar el arroz integral, o la *sopa de Hipócrates*, esencial en el menú Gerson.

Con disciplina y ganas de vivir llegué al segundo año de *"sobreviviente"*.

No me acostumbraba a la palabreja, que en ocasiones había oído decir a pacientes de cáncer con el brillo de la esperanza en sus ojos.

La primera vez que recuerdo haberla escuchado, fue en una caminata pro fondos de pacientes de *cáncer de seno*, a la que asistimos Isabel y yo, en el parque central de San Juan. En la misma estaba la cantante Soraya, quien falleció poco tiempo después.

En la actividad, nos acercamos a uno de los puestos instalados a pedir información. La encargada nos recibió con la pregunta *¿sobrevivientes?* No pude ocultar mi cara de desconcierto porque no sabía qué era eso. Ahora sí que lo sé, y de sobra.

Hay frases peores en el argot médico, relacionadas con la enfermedad, como: *"mal o buen pronóstico", "calidad de vida" o "cuidados paliativos".*

Con el aniversario me realicé la acostumbrada batería de exámenes. Le solicité al médico que los ordenaba, que incluyera un *sonograma pélvico* y una *citología de orina.*

Las tres muestras de orina arrojaron resultados negativos de *células malignas.* En el reporte del *ultrasonido*, se indicaba la presencia de dos pequeños *pólipos en la vejiga.*

El consejero me indicó que no era un motivo de preocupación. Los *fibromas* estaban asociados a toxicidad, debía continuar con la dieta alcalina y el consumo de los suplementos.

Me instruyó que podía seguir practicando un enema diario en la noche.

La terapia Gerson utilizaba el rótulo de "alimentos prohibidos", para señalar que no debíamos acercarnos a ellos por ningún motivo. En mi sentir el hacer restrictivo algo, era lo mismo que otorgarle un poder fascinador y fatal que hacía deseable la cosa.

El decreto prohibitivo producía el deseo de violarlo. Esta circunstancia podía conducirnos al engaño, que funcionaba haciéndonos pensar que el consumo de uno de los alimentos restringidos nos produciría placer.

Sin sumergirme en las profundidades filosóficas y místicas de la confusión entre placer y felicidad, y evitando caer en la simplicidad, reconocía el placer como el reclamo cerebral de aquello que el cuerpo deseaba y a la felicidad, desde la perspectiva fisiológica, como el estado de recuperación del equilibrio en nuestro organismo.

En alguna parte leí que los cocineros en la India se escogen dentro de la clase sacerdotal, para que haya la posibilidad que mientras cocinen, alguna vibración elevada pueda transferirse a la comida.

En el hinduismo se considera que en el alimento, está presente una entidad llamada *sattva*.

Existe una conexión entre esa esencia y la comida. Si algo va mal en el *sattva* o en el material del cuerpo, entonces se presenta un desorden al que se le llama enfermedad.

Sat significa conciencia. La forma más elevada de la rutina de comer es reconocer la vibración de los alimentos que se le den al cuerpo.

Mi nueva ruta se dirigía a conseguir una buena respuesta adaptativa de mi cuerpo con el fin de mantener la salud (**homeostasis**).

Muchas personas temen fallecer en un accidente o en un asalto, pero las probabilidades de morir por lo que comemos son mayores, como lo demuestran las estadísticas de decesos a causa del cáncer, la diabetes, la hipertensión, el fallo renal o las enfermedades coronarias.

Cuando el cangrejo aniquila a un ser humano, es común escuchar que el paciente perdió su lucha contra el cáncer. El enfoque aunque bélico es el más apropiado para describir una pelea en donde los combatientes son la malignidad y el sistema inmunológico.

La estrategia de defensa que perseguía en mi cuerpo por medio de la alimentación, consistía en potenciar con nutrientes mi sistema inmunológico, para intentar matar de hambre a las células malignas en mi organismo.

En términos prácticos se trataba de consumir ciertos alimentos y evitar la ingesta de otros.

Qué comer, cuánto, cómo y por qué, fueron preguntas que se convirtieron en mi norte vital y pasaron a ser mi escudo protector.

EL MÉDICO ENFERMO

"Médico cúrate a ti mismo".

Lucas 4: 23

Los médicos que se encontraron cara a cara con el cáncer ¿qué hicieron?

Una amiga quien no les guardaba mucha simpatía, me expresó que de seguro dejaron de colgarse el estetoscopio en el cuello. Según ella los veía con ese instrumento hasta en el supermercado.

Escuché de un galeno otro comentario no menos mordaz. Decía que como en la edad media, los doctores habían tratado de aniquilar el cáncer con guillotina, hoguera y envenenamiento; en clara alusión a la cirugía, la radioterapia y la quimioterapia.

Me preguntaba: ¿Se someterían los especialistas de la salud a esto? En especial, quería conocer qué postura asumían con relación a la nutrición y la enfermedad.

Al parecer este tema era impartido de manera superficial en las facultades de medicina.

En orden cronológico me encontré con el testimonio del doctor Yoshihiko Hoshino.

En 1992, se enteró que tenía **cáncer de colon**. Para eliminar el tumor, se sometió a una intervención quirúrgica. El **cirujano oncólogo** encontró que las células cancerosas se habían propagado en su hígado. Su colega le recomendó sesiones de **quimioterapia**.

El doctor Hoshino se rehusó a tomar agentes tóxicos, porque conocía los adversos efectos secundarios, además del **mal pronóstico** que tiene la enfermedad cuando hay **metástasis hepática**.

El médico japonés se dispuso a seguir por su cuenta la terapia Gerson. La afirmación de su curación, la manifestó en una carta que le envió a Charlotte Gerson, hija del médico gestor de la terapia.

*"Como sabe, padecí un **cáncer de colon** y **cáncer de hígado con metástasis** en 1992 y me recuperé mediante la terapia Gerson. He escrito un libro presentando el método a los usuarios de los servicios médicos de Japón, que se publicó en agosto de 1998. Es el primero sobre el protocolo de sanación escrito en mi país por un médico.*

El libro no sólo habla de mi recuperación, sino que también incluye las historias de doce japoneses que ya no están afectados por esta enfermedad, ya que se curaron gracias a la dieta Gerson".

En 1992, le diagnosticaron al doctor David Serván un **tumor cerebral maligno**. Se sometió a cirugía pero la masa amorfa recurrió a los cinco años.

Volvió por segunda vez al quirófano y después de la cirugía, continuó con un tratamiento de **quimioterapia y radioterapia.**

Tratando de evitar la **recidiva**, decidió aprender todo lo posible para ayudar a su cuerpo a defenderse sólo de la enfermedad. Encontró y aplicó caminos alternativos de sanación como la dieta, el yoga y el ejercicio físico.

Quince años después del diagnóstico, publicó su libro *"Anti cáncer: Una forma de vida",* en el que comparte los métodos que le crearon una biología para defenderse de la condición.

En una entrevista el médico afirmó:

*"No estoy a favor ni en contra de los métodos alternativos. Estoy a favor de la medicina que funciona, con los menores **efectos secundarios** posibles. ¡Todos los médicos buscamos esto!".*

A la doctora Odile Fernández, médico de familia, en el año 2010 le diagnosticaron un **cáncer de ovario**.

Tras una intervención quirúrgica, apareció **metástasis** en su pulmón, sacro y vagina. Comenzó sesiones de **quimioterapia**.

Al tiempo que cambió su alimentación, practicó ejercicios físicos, probó algunas terapias naturales y empezó a meditar.

Tan solo en semanas, sintió como los tumores que eran palpables en su cuerpo, se reducían y desaparecían.

La doctora Fernández, escribió el libro *"Mis recetas anti cáncer",* que se convirtió en uno de mis faros en el proceso de sanación, al igual que las investigaciones del bioquímico Richard Beliveau.

Dos médicos quienes no habían sido pacientes de cáncer, el cirujano general Hiromi Shinya, pionero de las técnicas modernas de **colonoscopía**, y el **cardiólogo** Dean Ornich, coincidían en su creencia de los efectos de los alimentos en el cuerpo, y su relación con la enfermedad.

En su libro *"La enzima prodigiosa",* el doctor Hiromi Shinya, afirmó:

*"Cuando ayudo a la curación de mis pacientes con **cáncer de colon**, primero remuevo las células cancerosas y luego los pongo en un estricto régimen de alimentos no tóxicos altos en **enzimas** y agua con el propósito de reparar las células del cuerpo. No creo en los medicamentos fuertes que debilitan el **sistema inmunológico**, ya que para mí el **cáncer de colon** no se da de manera aislada o accidental".*

Por su parte el doctor Dean Ornish, había realizado estudios en los que comprobó que un cambio en el estilo de vida revirtió **enfermedades cardíacas**; incluso produjo cambios **genéticos** en las personas que los llevaron a cabo.

Su programa de recuperación de la salud, incluyó una dieta vegetariana baja en grasas, ejercicio físico diario, reducción del estrés a través del yoga o la meditación y mejora en las relaciones personales.

Para este médico, la sensación de aislamiento y depresión de las estructuras sociales modernas, junto con la desconfianza y la violencia, eran las raíces de la enfermedad. En su libro *"Amar y sobrevivir"*, comentó que aunque la incorporación de buenos hábitos era fundamental para la sanación, la intervención más influyente en la salud, era el poder curativo del amor y las relaciones afectivas.

Me encontré con un médico quien no había sido paciente de cáncer, aunque atendió a muchos con dicha condición. Tampoco era entusiasta de los métodos de curación que incorporaban la nutrición como fundamento.

Era un fiel representante de la ortodoxia médica. La misma que agitaba con emoción el logro de un "**sobreviviente**", sobre cientos de cadáveres carcomidos por cánceres que la terapéutica clásica no pudo frenar. La ciencia que soñaba con una solución para derrotar al cangrejo, sin dejar de utilizar sustancias químicas tóxicas.

Se trataba del **médico oncólogo** Siddharta Mukherjee, quien escribió el libro *"El emperador de* *todos los males: Una biografía del cáncer"*, publicado en el año 2010.

En esta obra, recapituló los intentos a lo largo de la historia para acabar con el cáncer.

Relató el autor que a finales del siglo XIX, el cirujano William Halsted, emprendió una carrera macabra en la que *"retaba a duelo con su bisturí al cáncer"*. La técnica de **cirugía radical** - una perfeccionada carnicería de corte y retiro de **tejido maligno** – estaba muy asociada con su nombre. Esta cirugía extrema y desfiguradora no logró frenar el ímpetu del cangrejo. Este reaparecía cada vez con mayor fuerza. La mayoría de las veces en los bordes de las mutilaciones que dejaban las operaciones realizadas.

Narró el **oncólogo**, que a comienzos del siglo XX por medio de la propiedad de los **rayos X** de eliminar en forma selectiva células que se dividen con rapidez, se empezaron a usar estas ondas electromagnéticas para tratar la malignidad.

El tratamiento que se limitaba a *radiar neoplasias* locales, tenía un efecto mínimo en los tumores que ya habían producido *metástasis*.

Había algo peor y paradójico, la radiación producía cáncer.

El matrimonio de Pierre y Marie Curie, dedicó gran parte de su vida a rastrear el mundo natural en busca de fuentes químicas de rayos X. Con el paso del tiempo la radiación afectó la médula ósea de Marie Curie. Murió de leucemia en 1934.

En los años setenta, surgió la *quimioterapia*, bajo el precepto que las enfermedades eran *cerraduras patológicas* a la espera de ser abiertas por el medicamento pertinente.

Teniendo el cáncer como blanco, se empezaron a ensayar diferentes cocteles de veneno con el resultado que era casi imposible acertar el tiro, debido a la similitud entre la célula maligna y la célula normal.

En su documentado y robusto libro el doctor Mukherjee, hacía escasas referencias a tratamientos alternativos. Una de sus pocas menciones, era la de una paciente de **cáncer de seno**, quien se había sometido a una **mastectomía bilateral** seguida por **quimioterapia**. A pesar de ello las células anormales reaparecieron y se le produjo **metástasis**.

Su **oncólogo** le propuso más **quimioterapia** pero ella lo rechazó. *"Se apuntó a un programa alternativo de terapia herbal, compró una licuadora y planificó un viaje a México"*, resaltaba el autor, en una irónica alusión a otras formas de sanación.

En otra referencia sobre la relación del alimento y la enfermedad, el doctor expresó: *"[...] hoy sabemos que existe un vínculo entre la nutrición y el riesgo de sufrir determinadas formas de cáncer, pero este campo no ha salido de la infancia. Las dietas ricas en carnes rojas y bajas en fibras incrementan los riesgos de **cáncer de colon** y la obesidad está ligada al **cáncer de mama**, pero es mucho más lo* *que se desconoce sobre estos vínculos,*

especialmente en términos moleculares".

El **oncólogo** a lo largo del libro no mostraba mucho interés en sacar de la "infancia" estos enfoques.

El desconocimiento molecular entre nutrición y enfermedad, a que hacía referencia, era el mismo que tenía la ciencia en cuanto a la relación entre la **célula maligna** y el veneno requerido para matarla.

De la lectura se podía concluir que a lo largo de la historia, la ciencia había persistido en un ataque indiscriminado al cangrejo, sin haber resuelto los mecanismos celulares básicos.

Para poder dar en el blanco en una célula anormal, era necesario descifrar la biología de una célula normal, se reconoce en el libro.

En una visión de futuro y derrotismo del pasado, aceptando el deambular en la oscuridad por décadas de los científicos de la **oncología**, el autor expresó:

"Los médicos del futuro tal vez se rían de nuestra mezcla de primitivos cocteles de venenos para eliminar la enfermedad más elemental y magistral conocida por nuestra especie. Pero mucho en esta batalla, seguirá siendo igual: la implacabilidad, la inventiva, la resiliencia, la inquieta oscilación entre el derrotismo y la esperanza, la pulsión hipnótica de búsqueda de soluciones universales, la decepción de la derrota, la arrogancia y la desmesura".

El santo grial de la **oncología**, era una droga diseñada para hacer diana en un **gen** de una **célula cancerosa.**

Fiel a sus convicciones Mukherjee anhelaba:

*"Una vez que se hayan identificado las **mutaciones** conductoras cruciales en un cáncer determinado, necesitaremos lanzar la búsqueda de*

terapia de administración dirigida (drogas) contra esos genes".

En mayo del año 2014, la farmacéutica Roche, informó mediante un comunicado de prensa que un medicamento en investigación, redujo el tamaño del tumor en poco menos de la mitad de pacientes con *cáncer de vejiga con metástasis.*

Indicaron que la agencia de los Estados Unidos reguladora de los medicamentos, le otorgó a la droga la designación de *"avance terapéutico decisivo"* contra el *cáncer de vejiga*, lo que contribuía al acceso de los pacientes a la misma.

La directora médica del laboratorio expresó: *"El carcinoma de vejiga es el noveno cáncer más frecuente en todo el mundo. Contra esta enfermedad no ha habido avances terapéuticos en casi 30 años.".*

La farmacéutica suiza agregó en su comunicado que llevaban más de tres décadas desarrollando medicamentos destinados a redefinir el tratamiento en *oncología.*

Su nuevo foque era proporcionar opciones terapéuticas innovadoras que ayudaran al propio **sistema inmunitario** de los pacientes a combatir el cáncer.

En enero de 2015, investigadores españoles descubrieron que los **genes** llamados *Notch,* desempeñaban el papel de **supresores tumorales** en el *cáncer de vejiga.*

Según los científicos, estos *genes* eran un arma de doble filo. En algunos casos promovían el crecimiento de tumores, como en el *cáncer de pulmón*, mientras que en otros, eran antitumorales, como en el *cáncer de vejiga.* El por qué, lo desconocían, lo que les dificultaba su uso como **diana farmacológica.**

Ese mismo año, se publicó la noticia del uso de la llamada *biopsia líquida*. Se afirmó que este método era más rápido y menos invasivo, para detectar en la sangre el *cáncer de colon* con *metástasis*, y por consiguiente se podría formular un tratamiento más específico.

La doctora Razelle Kurzrock, especialista en cáncer, comentó sobre el particular: *"Estoy muy emocionada, pasé gran parte de mi vida dando medicamentos inútiles, porque no había forma de saber quién se beneficiaría, o ver con rapidez cuando no funcionaba".*

Llegando a vivir dos años de "sobra" y teniendo como fondo el escenario médico, incluyendo los últimos avances, evalué que ya iba por la tercera cirugía sin resultados positivos. Si seguía por esa ruta, corría el riesgo que me perforaran la vejiga, o terminaran sacándomela mediante una cirugía radical.

Había tratado con las **instilaciones con el bacilo atenuado de la tuberculosis (BCG)**, que me dejaron una **inflamación crónica**, de la que podía servirse el cáncer para crecer y multiplicarse. Me enteré de la existencia de otro medicamento llamado

Mitomicina, que se instilaba al igual que el bacilo, pero la literatura médica no era generosa en cuanto a las bondades de uno u otro tratamiento.

Las *cistoscopias* de control, de manera gradual habían provocado *reacciones alérgicas* en mi cuerpo que podían desembocar en un fatal paro respiratorio.

Los *urólogos* no me presentaron otras alternativas convincentes y efectivas de sanación. A uno de ellos le escuché decir la frase *"calidad de vida"* que la considero muy cercana a la de *"cuidados paliativos"*.

No se estaba aplicando en mí la máxima *"Primun non nocere"* (Lo primero es no hacer daño). Las medidas terapéuticas hicieron surgir en mí traumáticos *efectos colaterales*.

La protagonista de la película *Wit,* una paciente experimental de una terapia para *cáncer avanzado de ovario*, en algún momento de la trama se queja que no la está matando el cangrejo, sino los *efectos secundarios* del tratamiento.

En cuanto a la *radiación*, el *urólogo* me comentó que muchos pacientes de *cáncer de próstata*, que se habían sometido a este tratamiento, terminaban con malignidad en la vejiga.

En un futuro incierto, una farmacéutica prometía un medicamento reductor de tamaño de tumores. Confesaba que eran muy pocos los avances en *cáncer de vejiga* en los últimos treinta años.

Restaba lo mucho que podría hacer la llamada medicina de precisión, que intentaba frenar los *genes conductores* del tumor y bloquear las autopistas de tránsito del cáncer; es decir, el sueño de la *oncología molecular*, dar en el blanco en un *gen* que no se conocía su funcionamiento con un medicamento que no existía.

Otra investigación señalaba como arma de doble filo a *genes* que frenaban tumores en la vejiga y los aceleraban en el pulmón, en el caso de ser usados como **dianas farmacológicas**.

¿Usted que hubiera hecho? ...

Yo elegí tres caminos: En el ámbito alternativo, conocía los resultados positivos de mi amigo australiano diagnosticado con **cáncer de vejiga**. También había leído el caso del nonagenario Jay Kordich, conocido como "El hombre de los zumos" en Estados Unidos. Aseguraba que con una dieta a base de zumos, prescrita por el doctor Max Gerson, se curó de un **cáncer de vejiga**, cincuenta años atrás.

Ese era mi primer camino, practicar la terapia Gerson modificada con la asesoría de mi calificado mentor. El segundo sería la fe. El último y no menos importante sendero, lo narro en la tercera y última parte de este relato.

Me estaba apartando poco a poco, pero no del todo, del campo de la ciencia médica

Tercera parte

EL ENFOQUE ESPIRITUAL

LA ENERGÍA

"El Tao es vacío, imposible de colmar,
y por eso, inagotable en su acción.
En su profundidad reside el origen de
todas las cosas y unifica el mundo".

Lao Tse

E n mis tiempos de estudiante, algunos compañeros colgaban en las paredes de sus cuartos, la imagen de Albert Einstein con su pelo alborotado. Recurríamos al cliché de la palabra relatividad en algún momento de pose intelectual.

Resultaba imperdonable que un estudiante de ingeniería no conociera la expresión de energía es igual al producto de la masa por la velocidad de la luz al cuadrado. Eso era lo justo que debía saberse para quedar bien en una charla relacionada con temas de la ciencia física.

Después de tantos años de conocer la elegante y simple ecuación del eminente científico, de repente, se me reveló que todos somos ¡energía!

Detallando la expresión, caí en la cuenta que una cantidad muy pequeña de masa podía generar un impresionante poder. Al lado izquierdo de la ecuación se encontraba la energía o fuerza curativa: ¿el amor? En el otro lado, se podía deducir que para producir una pequeña cantidad de masa, digamos un gramo de tumor canceroso, se necesitaba una enorme cantidad de poder: ¿el miedo?

La elucubración física me condujo a un apetecible axioma: Si el miedo fuera cero, la masa tumoral no existiría.

No descubrí nada nuevo, claro está, los que hicieron la bomba atómica, ya se habían dado cuenta de eso antes que yo naciera.

El astrónomo Fred Hoyle pensaba que la generación espontánea de la vida en la tierra, era tan probable como el ensamblado de un Boeing 747, debido al paso de un huracán sobre un depósito de chatarra.

El lugar donde nací, mi cultura y mis experiencias vitales, me hacían estar completamente de acuerdo con esa idea.

Comprendí que como seres conscientes y espirituales podíamos entrar en contacto con la energía renovadora, invocándola y percibiéndola como una forma de sanación.

En una retrospectiva de mi vida en el campo religioso, que no espiritual, recuerdo que fui bautizado e hice la primera comunión, bajo los preceptos de la iglesia católica. En mi pubertad asistimos con mi hermano mayor a un movimiento cristiano, motivados por dos chicas que nos gustaban, más que por la fe. En la adolescencia, esta vez solo, asistí a misas de sábado por motivos románticos similares.

En los años universitarios como casi todos creía que *"la religión era el opio del pueblo"*.

Aunque me llegó información del budismo y del hinduismo de manera muy general, jamás me interesé en su práctica. No estaba preparado.

A partir de los treinta, desfilaron por mi vida casi todos los tópicos de la nueva era: La astrología con su carta astral; la metafísica con su rayo violeta; los libros motivacionales con la actitud mental positiva, entre otras muchas cosas más. No me afilié en ninguna de esas corrientes.

Cuando se presenta una curación de un cáncer avanzado, a todas luces asombrosa, los médicos la califican como *"remisión espontánea".*

La *remisión*, según los doctores, o milagro en mi sentir, que más me maravilló, fue la de Anita Moorjani, relatado en su libro *"Muero por ser yo".*

Anita nació en Singapur, de padres originarios de una provincia del sur de Pakistán, practicantes del hinduismo. A los dos años la llevaron a Hong Kong, ciudad en la que ha vivido la mayor parte de su vida

En el año 2002 le diagnosticaron cáncer: *Linfoma de Hodking*.

Se rehusó a la terapia médica convencional y buscó tratamientos alternativos de curación. Su enfermedad progresó comprometiendo cada vez más sus *nódulos linfáticos*.

A lo largo del año 2005, la intervinieron en varias ocasiones para sacar fluidos que interferían su respiración. A finales de ese año la malignidad en su cuello y pecho se infiltró a su piel, como resultado le aparecieron grandes úlceras que se le infectaron.

No podía comer, perdió masa muscular y su *función renal* empezó a fallar.

El 2 de febrero del 2006, su estado era tan deplorable que su esposo y su madre la llevaron de emergencia al hospital. En la unidad de cuidados intensivos los órganos de su frágil cuerpo devastado por el cáncer dejaron de funcionar.

Cayó en estado de coma. Se liberó de su destruido cuerpo y empezó a flotar hacia lo que ella llama un encuentro cercano con la muerte.

La noche del 3 de febrero, un día después, despertó y le comunicó a su familia que se sentía muy bien.

La recuperación después de emerger del "más allá", fue asombrosa desde la perspectiva humana.

En "el otro lado", entendió el porqué de su cáncer, porqué fue sanada y porqué le permitieron retornar. En sus propias palabras:

"¿Por qué de repente entiendo todo esto?, quería saber. ¿Quién me está dando esta información? ¿Es Dios, Krishna, Buddha, Jesús? ¡Estaba sobrecogida al saber que Dios no es un ser, sino un estado de ser [...] y ahora yo estaba siendo ese estado de ser!".

Lo imposible sucede cuando conectamos con ese algo misterioso y sutil del cual todo procede y al cual todo retorna.

Anita logró estar en el centro de su red cósmica mediante un encuentro cercano con la muerte.

En algún momento de su experiencia se le expresó: *"Regresa y vive tu vida sin ningún miedo".*

Comprendió según su relato, que los tratamientos médicos curan la condición del cuerpo pero no de su energía, por eso la enfermedad regresa.

Tras el diagnóstico, leyó cada cosa que podía sobre el cáncer. Ella misma expresa: *"Me había identificado más como alguien que tenía cáncer en lugar de alguien que tenía vida".*

Su testimonio me ayudó a entender que antes que apareciera una anomalía palpable en el cuerpo, deberían ocurrir eventos en un nivel que no percibimos, propiciados por nuestras elecciones.

Así como una hermosa flor obedece a una secuencia organizada de conexiones a nivel de energía, un espantoso **tumor canceroso** puede surgir de desacertadas asociaciones a nivel de miedos o temores.

LOS MIEDOS

"La pregunta más frecuente que me hacen
es por qué me dio cáncer. Puedo resumir
la respuesta en una palabra: miedo"
                                    Anita Moorjani

E l refranero popular afirma que *"cada quien*
es dueño de su propio miedo". Cada uno
de nosotros es propietario de esa cosa
pegajosa, fea, dañina y oscura.

Navegando por los tremedales de
la memoria, pude identificar los temores
que me pertenecieron, y el poder que les
había otorgado con las respectivas consecuencias.

Los miedos más complicados en mi vida
habían sido los ajenos, los de otros, los de la cultura
y las creencias; los de las personas asustadas que se
me acercaban camuflados de buenas intenciones.

Me había apropiado de ellos y estos me
contrajeron de manera sutil y gradual.

A Isabel, algunas personas una vez enteradas de mi condición le soltaban opiniones perturbadoras: "Ese cáncer es muy fastidioso", "Luis llamó al cáncer", "¡está muy flaco!, ¿esa dieta sí sirve?", "¡Tiene que hacerse *quimio*!". Fue depositaria de variedad de comentarios no pedidos para escoger y morirse del susto.

El cáncer es una manera de reconfirmar los afectos. Muchos de los que te conocen salen despavoridos por "miedo al contagio", aunque en el amable equilibrio de la vida, aparecen seres que permanecen a tu lado, te animan y se adaptan.

Otros evitan ver el lado oscuro de la existencia: la vejez, la enfermedad, la tristeza, la pobreza o la muerte. Personas que presas de su propio pavor, te miran como un ser condenado a desaparecer de un momento a otro. Si de casualidad te los topas tras meses sin verlos, hasta pueden preguntarte ¿tú no te habías muerto? Me sucedió.

La negación de la realidad es una manera extrema que tenemos para defendernos del terror a la enfermedad.

En uno de los proyectos de construcción en los que trabajé en Puerto Rico, conocí a un operador de equipo pesado muy simpático y alegre. Le fascinaba cantar lo que en la isla se conoce como música jíbara, lo hacía mientras conducía su máquina, con mucha afinación y con un timbre y entonación típica de los cantores de este género. En algún momento le diagnosticaron un cáncer en estado avanzado, lo internaron de emergencia.

Isabel y yo fuimos a visitarlo al hospital de veteranos; había estado enrolado en las filas del ejército. Se le veía desmejorado, muy pálido, con el vientre inflamado. Sonrió al vernos, nos dimos un fuerte abrazo. A pesar que nos cuidamos de no deslizar alguna pregunta imprudente sobre su evidente condición física, nos dijo: "*Yo estoy bien, muy bien, mañana me voy de aquí, yo ya no tengo nada".* A los pocos días Evaristo, el cantor jíbaro, falleció.

Dicen que *"no es lo mismo llamar al diablo que verlo venir".* La respuesta que puede producir en nuestro cuerpo, ver aquello que tememos es incierta.

El médico francés Serván, citado antes en este relato, se sometió a cirugía en dos ocasiones para eliminar un **tumor cerebral maligno**. Le ganó muchos años de vida al cáncer adoptando diversas estrategias de sanación, a pesar de ello, el tumor recurrió. Con relación a las imágenes de la masa en su cabeza que aparecieron en el **escáner** afirmó:

"Al día de hoy todavía no las he visto. Se trata de una reacción supersticiosa. Yo creo que la mente es sugestionable y que las imágenes poseen fuerza. Estoy convencido que conviene evitar ver lo que nos causa demasiado miedo".

Tras el diagnóstico, arriban a nosotros una variedad de miedos. Si, en plural porque son muchos: Miedo que sufran quienes amamos, miedo que el tratamiento no funcione, miedo que regresen las *células malignas*, miedo que tengan que mutilar el cuerpo, miedo de enfrentar el dolor, miedo de no poder generar ingresos …   y así, hasta la posibilidad última de ese fastidioso fantasma cuyo poder depende de nosotros.

Hay otras alarmas más puntuales que pueden dispararse si aparece sangre en la orina, una punzada inesperada en una parte del cuerpo, o una señal fuera de lo común. Estas manifestaciones encienden de inmediato el circuito del pánico.

Aunque se le de cara a los sustos lo mejor posible sin molestar, desparramar los mismos en la conciencia, no es igual que vencerlos.

Desmenuzar los pavores en el intento de entenderlos, me ha hecho concluir que estos bloquean nuestra fuerza interior en el momento en que más la necesitamos. La duda puede poner en entredicho la terapia de sanación que escojamos.

Nos resulta inconcebible entender que el monstruo desaparece con el primer espadazo que le demos. Uno solo, firmes, de pie, con decisión y sale con el rabo entre las patas.

Así como al cáncer le encanta alimentarse de glucosa, de la misma forma crece y se hace fuerte por los miedos y temores.

En el libro "Tus zonas erróneas", se menciona un silogismo según el cual nuestros pensamientos y sentimientos determinan nuestros actos. Si pensamos que un oso está atrás de nosotros, nuestro cuerpo va a sentir miedo y actuaríamos huyendo para salvar nuestra vida. La clave para una actitud mental positiva esta en el control de los pensamientos, según Wayne Dyer, autor del libro.

Este terapeuta, anunció en el 2009 que padecía de *leucemia*. Falleció un sábado de agosto del 2015.

Para los expertos del tema, los pensamientos positivos provienen de nuestra conciencia, la cual representa el cinco por ciento. El resto de nuestra mente es un arma mucho más poderosa que cuando estamos en estado de vigilia. Si esta otra parte profunda y oscura no está de acuerdo con nuestras afirmaciones, es difícil generar un proceso de curación. Podemos repetir todo el día "merezco estar saludable", pero si al meternos en la cama, la intención en nuestro estado onírico va en contravía, el anhelado deseo no se materializaría como es deseable.

Un poema de Raymond Carver, es un compendio de las lóbregas incertidumbres que pueden bloquearnos cuando permitimos ser dirigidos por el miedo.

Miedo de ver una patrulla policial detenerse frente a la casa.
Miedo de quedarme dormido durante la noche.
Miedo de no poder dormir.
Miedo de que el pasado regrese.
Miedo de que el presente tome vuelo.
Miedo del teléfono que suena en el silencio de la noche muerta.
Miedo a las tormentas eléctricas.

Miedo de la mujer de servicio que tiene una cicatriz en la mejilla.

Miedo a los perros aunque me digan que no muerden.

¡Miedo a la ansiedad!

Miedo a tener que identificar el cuerpo de un amigo muerto.

Miedo de quedarme sin dinero.

Miedo de tener mucho, aunque sea difícil de creer.

Miedo a los perfiles psicológicos.

Miedo a llegar tarde y de llegar antes que cualquiera.

Miedo a ver la escritura de mis hijos en la cubierta de un sobre.

Miedo a verlos morir antes que yo, y me sienta culpable.

Miedo a tener que vivir con mi madre durante su vejez, y la mía.

Miedo a la confusión.

Miedo a que este día termine con una nota triste.

Miedo a despertarme y ver que te has ido.

Miedo a no amar y miedo a no amar demasiado.

Miedo a que lo que ame sea letal para aquellos que amo.

Miedo a la muerte.

Miedo a vivir demasiado tiempo.

Miedo a la muerte.

Ya dije eso.

BUSCANDO EL CIELO EN LA TIERRA

"Pidan, y Dios les dará; busquen, y encontrarán; llamen a la puerta, y se les abrirá".

Mateo 7: 7

Desde el momento en que comprobé la limitación de la *ciencia urológica* para curar o detener mi enfermedad, acepté que sin la ayuda del Padre creador, nada podía hacer por mí mismo.

Me hice consciente de la necesidad de conectar con el poder de Dios, para lograr una transformación en mi cuerpo físico y en consecuencia, encontrar un sentido y propósito de mi existencia.

El poder de Dios: La fuente originaria de todo ser para algunos; el vacío preñado según la física cuántica; el reino de los cielos, como le llamaba el maestro Jesús, el *samadhi* de los hindúes o el nirvana de los budistas. ¿Sería posible vivir ese cielo aquí en la tierra?

Tenía el presentimiento que un encuentro cercano con la muerte no era el requisito único e indispensable para fusionarme con ese poder de sanación. Intuía como curativo todo aquello que condujese a una sensación de conexión con ese estado de ser.

La oración, la meditación y la visualización instantes antes de caer en el sueño, los encontré apropiados para intentar ponerme en contacto con ese reino.

Los mayores en su sabiduría siempre aconsejan: "Deje eso en manos de Dios", "ore mucho mijo", "Dios proveerá". Pero, "ore mucho" ¿es cuánto?

En lo más íntimo tenía la convicción que si era la voluntad del Padre Creador, se me mostraría el anhelado camino.

El maestro Jesús expresó: *"En todo caso, por mucho que uno se preocupe, ¿cómo podrá prolongar su vida ni siquiera una hora?".*

Mi interés era vivir no durar. Si una dieta estricta y restrictiva lograba que mi espíritu siguiera en un cuerpo físico, sin manifestar su propósito de amar y servir, no era mi deseo permanecer en el mundo material.

Si la voluntad de Dios era que mi parte espiritual se manifestara en un cuerpo físico balanceado y en armonía para bien de mis semejantes, la tierra y el universo, estaría agradecido de la misericordia de nuestro Padre.

Experimenté diferentes métodos y disciplinas en la búsqueda de mi propio cielo, que en conjunto se volvieron mi nuevo estilo de vida. Aclarando que no eran recetas, ni manuales del tipo cómo partir de A para llegar a B, a continuación describo algunas de ellas:

Enemas de café

La piedra angular de la terapia Gerson eran los enemas de café. Me procuré una atmósfera mística durante la aplicación de los mismos. Inicié con tres enemas diarios a lo largo de seis meses. Uno a las cuatro de la mañana, otro a las nueve y el último en la noche.

Desde la posición fetal en que debía permanecer en la bañera, podía observar a un Cristo colgado en la pared, iluminado por la luz tenue de un difusor que quemaba aceite de sándalo.

El reproductor de música emitía sonidos de meditación, mientras el café tibio descendía hacia mi colón.

El enema tenía tres etapas: recepción, retención y evacuación. La técnica de recibir y retener el café, se dominaba poco a poco. En principio demandaba mucha concentración.

Decidí que esos momentos de estricta intimidad en los que me practicaba los enemas de café, serían los apropiados para comunicarme con el Padre Creador.

La oración

Durante la fase del vaciado del café tibio, rezaba la oración que nos enseñó Jesús, tratando de sentir cada frase sin ninguna intención intelectual. Intentaba *"estar a solas con quien sabemos nos ama",* como definía la oración Teresa de Jesús.

Le pedía a Dios que me guiara en estas prácticas y me indicara los pasos a seguir, sin pedir ningún tipo de señal o milagro.

En los quince minutos que debía durar la retención de la mezcla de café en el cuerpo, procuraba sentir el poder de Dios, con mucha fe y devoción.

Aunque suene escatológico, en la evacuación leía pasajes bíblicos.

Se me reveló en estos que si tocaba la puerta de la fuente de todo ser, esta se me abriría; si lo buscaba, lo encontraría. Antes que le pidiese algo al Padre creador en el nombre de Jesús, este ya sabía lo que yo necesitaba. Si permanecía unido a Cristo en mi corazón se me daría lo que pidiese con fe.

Creía que para que se produjese el milagro, era necesario que me hiciera pequeñito, humilde, como el leproso que le pidió de rodillas a Jesús que lo limpiara. También se precisaba tener fe como la que tuvo el capitán romano. Se dice que *"la fe empieza donde se termina la ansiedad y la ansiedad empieza cuando se termina la fe"*.

Dios me había permitido ver que *"tener fe es tener la plena seguridad de recibir lo que se espera",* que nada me sería imposible si mi fe fuera por lo menos del tamaño de una semilla de mostaza y que la misma dependía del poder de Dios y no de la sabiduría humana; de hecho, el versículo central de la biblia enseña que es mejor refugiarse en Dios que confiar en el hombre.

"Así pues, no dependía de que yo quisiera o me esforzara, sino de que Dios tuviera compasión de mí".

Estaba abierto a escuchar con los oídos del espíritu dos frases: *"Quiero. ¡Queda limpio!"* y *"que se haga tal como has creído".*

La gratitud

En los primeros enemas, con humildad sincera me enfoqué en la gratitud. Tomé conciencia que no era merecedor de nada, mi vida era un regalo, no un premio por algún mérito propio.

Daba gracias Dios   por mantener en mí la cantidad de fe necesaria, que con el regalo de cada día aumentaba.

Agradecía no tener el velo que cubrió los ojos del escrito británico Cristopher Hitchens, quien dijo que la única forma de reconocer su fe en Cristo, *"sería estar muy enfermo, medio loco y no tener control sobre lo que decía".*

El polémico autor de los libros *"Dios no existe"* y *"Dios no es bueno"* falleció de un **cáncer de esófago**.

Dos milenios antes que yo viera la luz por vez primera, el Padre creador estuvo en el plano terrenal como el más humilde de los seres humanos, hasta que ese amor infinito fue liberado del vestido corporal de manera cruel, por una crucifixión humillante.

Agradecía al Padre creador que se nos revelara por medio del maestro Jesús de una forma que jamás ningún humano hubiera podido concebir mediante un proceso intelectual.

Daba gracias por entender que la muerte física no es el fin, sino el comienzo de la vida. Agradecía el poder comprender que Jesús era el camino para conectarme con el estado restaurador con el que pretendía conectarme.

En algún momento entre la fertilización y el alumbramiento de mi madre, un entusiasmado ser espiritual se incorporó a mi diminuto cuerpecito. Agradecía a la esencia dentro de mí por su interés de venir de otro reino a meterse en mi traje de huesos y carne con propósitos evolutivos.

Al cuerpo le agradecía por ser el instrumento que había necesitado la luminosidad en mí para manifestarse en el plano físico. La fragilidad del envoltorio me volvió sensible a las penas de mis semejantes. Aprendí a entender más sus sufrimientos.

Si en alguna parte de mi cuerpo aparecía el dolor, acariciaba la zona con mis manos, entendiendo que en la misma había un niño herido reclamando cariño y consuelo.

El historiador griego Herodoto, contaba la historia de la reina persa Atosa, quien tuvo **cáncer de mama** quinientos años antes de Cristo. El dolor que la atormentaba la llevó a ordenar a un esclavo griego a realizar una rudimentaria **mastectomía**.

Agradecía con mucho fervor al Padre creador, por contar con más y mejores opciones de sanación que las que tuvo Atosa.

Le daba gracias a la enfermedad, por haberme permitido acercarme al Padre creador para entender que el propósito de cada vida obedecía a su voluntad.

Agradecía a la vida el permitirme perdonar, perdonarme y simplificarme.

Agradecía al universo, el que me diera la oportunidad de alistar mi equipaje, pudiendo deshacerme de lo que me sobraba; así mismo, agradecía el poder entender y aceptar la muerte del cuerpo físico.

Daba gracias a Dios, porque se me grabó en la conciencia el *"carpe diem: tienes el día de hoy, no tienes nada más"*.

Le daba gracias también, por enseñarme a enfrentar los miedos, por permitir transformarme y ser mejor ser humano a través del cáncer.

Daba gracias al Padre por permitirme aprender   a ser más sensible y amoroso con el prójimo, por la posibilidad de ayudar a otros en condición como la mía y por haber estado siempre conmigo en mi proyecto de vida.

El perdón

En el segundo mes de enemas, me llegó un audio conteniendo un método de curación, realizado por la estadounidense Louise Hay.

La autora fue diagnosticada de *cáncer de vagina*, que ella atribuyó a rencores y resentimientos albergados durante muchos años, como consecuencia de una violación y continuos maltratos durante su infancia.

Comprendió que si se sometía a cirugía para eliminar el cáncer y al mismo tiempo quitaba las emociones que lo habían generado, entonces la enfermedad no recurriría.

Dio otro paso, sabía que si conseguía eliminar el patrón mental que le había causado la condición, no tendría necesidad de intervención médica.

Se puso a trabajar en el perdón con un maestro, para eliminar los viejos y profundos rencores y resentimientos.

Acudió a un especialista en nutrición y se dedicó a desintoxicar su cuerpo.

Entre la limpieza mental y la física, logró conseguir en seis meses que no aparecieran en los exámenes médicos ninguna forma de cáncer.

Me dediqué a escuchar el audio en cada uno de los tres enemas diarios. El mensaje invitaba a visualizar un pequeño escenario, en donde se debía colocar a la persona a quien se le guardaba más rencor. Podía ser del pasado o del presente, podía estar viva o muerta. A ese ser que nos hizo daño, se le decía: *"Te perdono por no ser quien yo quería que fueras, te perdono y te dejo libre".* Luego se observaban cosas buenas que le sucedían en aspectos de su importancia.

El siguiente escenario a imaginar era una cárcel que se abría, mientras salíamos al sol de la vida, las cadenas que nos ataban se soltaban. En ese instante estábamos libres tanto la individualidad objeto del rencor como nosotros mismos.

Le añadí a la visualización un abrazo fuerte y sincero a ese ser humano que nos causó daño y dolor, antes de verlo desaparecer con dicha y contento. Se le veía ahora como un ser sufriente con necesidad de nuestra compasión.

Categoricé a los humanos motivo de mis rencores, por etapas e intereses de mi vida. En alguna parte leí que ellos eran mis profesores de amar, aunque no lo supieran. Gracias a ellos avanzaba en mi evolución.

Cada día subía un personaje al escenario, quien bajaba libre y reconciliado. Luego subí a la tarima las personas a quienes causé daño de manera consciente o inconsciente.

En el proceso de catarsis debía uno prepararse a que surgieran fuerzas deseosas de impedir el espíritu de reconciliación que se pretendía lograr como uno de los requisitos de la sanación. De manera popular se dice que "el diablo es puerco".

Con relación a este obstáculo, a mediados del año 2000 me desempeñaba como ingeniero en una entidad pública de mi país. Estaba soltero.

Un familiar me propuso dirigir una compañía distribuidora de generadores eléctricos en Puerto Rico, con condiciones que resultaban halagadoras en el papel.

Los costos de la documentación migratoria necesaria correrían por mi cuenta. La idea me sonó, pero no tenía el dinero para la visa en el momento de la oferta. A seis meses vista, podría contar con el efectivo, en el evento que la entidad pública en la que trabajaba me echara. En la misma se estaba adelantando una reforma administrativa, que dejaría en la calle a la mitad del personal, con la respectiva indemnización económica.

Me enteré que un antiguo condiscípulo de universidad, había decidido irse con su esposa e hija de meses de nacida, con rumbo a Australia. Lo contacté y le pregunté si quería cambiar su destino hacia el Caribe.

La empresa en ciernes daba lugar para un nuevo socio, además, la abogada que adelantaba los trámites migratorios, también podría gestionar su visado y el de su familia.

Establecimos un acuerdo según el cual, él desembolsaba la mitad del costo de sus papeles y los míos, como anticipo requerido por la abogada. Al final del trámite yo haría lo propio. En otras palabras, no le cobré el favor.

Eran días de dificultad económica en nuestra patria. Muchos compatriotas querían salir del país.

Al colega, no le parecía verdad tanta belleza, por lo que me hizo firmar una letra de cambio como garantía al realizar su desembolso.

Cuando la entidad pública me botó y compensó monetariamente, cubrí el valor del visado suyo y el de su familia, al igual que el mío, según lo acordado.

No le reclamé la letra que había firmado, en realidad, no me acordaba de la misma.

Pocos días después de obtener la documentación, viajamos a Puerto Rico, el compañero con su cónyuge e hija, y yo con Isabel, mi reciente esposa.

A la semana del arribo a la isla, el novel socio decidió abandonar el proyecto estimulado por propuestas de familiares suyos, quienes residían en la Florida. Se desplazó con su familia a ese estado.

La comunicación se cortó, no obstante sus padres y mi madre, mantenían una esporádica relación, ya que vivían muy cerca en Cali.

Volví a tener noticias suyas en los días en que me encontraba en pleno proceso de sanación.

Mi madre decidió poner en venta la casa patrimonio familiar en Colombia.

En algún momento del trámite surgió un impedimento, porque la parte que me correspondía estaba embargada.

Tras la sorpresa me enteré que el antiguo compañero había acudido el año anterior - doce años después de nuestro común arribo a Puerto Rico- a un abogado para hacer efectiva la letra, que yo había firmado en blanco sin fecha ni condiciones.

No intentó ningún tipo de acercamiento previo conmigo, para cobrarme o recordarme la alegada obligación.

Con el apoyo incondicional de mi familia en Cali y el de mi esposa, decidí hacer con su abogado un "mal arreglo en vez de un buen pleito", a sabiendas que en su momento había depositado en su mano el cheque de indemnización, en la misma ventanilla donde me lo entregaron.

El asunto no era de perdón y olvido, sino de perdonar su "olvido". Su extemporánea y dolosa decisión hubiese puesto mi vida en riesgo, si yo hubiese permitido que se filtrara en mi anhelo de sanación.

Por el bien de la recuperación de mi salud, subí al compañero por segunda vez al escenario, lo volví a abrazar y le desee lo mejor. Lo vi alejarse de nuevo con los rayos del sol.

Otro "profesor de amor" que subí al escenario, fue un antiguo empleador que tuve en un proyecto de construcción en Puerto Rico.

En los días en que trabajaba para su compañía, Isabel y yo nos ilusionamos con adquirir un apartamento.

Para consolidar más la decisión de compra, le consulté al jefe sobre mi estabilidad y mis posibilidades en su empresa al mediano plazo. Le manifesté nuestro sueño de tener propiedad raíz.

"Si sigues como vas, te garantizo trabajo por tres o cuatro años, hasta ahora estoy muy contento con tu trabajo". Obtuve como respuesta.

Motivados por esto, sometimos a los pocos días los papeles a un banco. Para nuestra dicha, nos aprobaron el préstamo. La tarde en que teníamos que asistir a la entidad financiera para el cierre hipotecario, me echaron del empleo por una causa distinta a mi desempeño.

También este jefe tuvo mi abrazo de perdón.

La visualización curativa

Después de la terapia del perdón, diseñé una figura geométrica, cuyas partes simbolizaban órganos del cuerpo como los pulmones, el corazón, el hígado, los riñones y la vejiga. Este último, recipiente de mi cuerpo afectado por *células cancerosas*.

La figura también permitía visualizar diferentes sistemas del organismo como el digestivo, nervioso, circulatorio, urinario, entre otros.

Durante las etapas de vaciado y retención del enema, con la ayuda de un collar de cuentas, repetía la frase "merezco estar saludable", acompañándola con respiraciones rítmicas, mientras hacía un recorrido mental por cada uno de los órganos.

Imaginaba el batallón *inmunológico* de mi cuerpo en un encarnizado duelo con las *células malignas*. Los *macrófagos* devorándolas sin piedad y los *linfocitos* patrullando en búsqueda de algún adversario con intención de escamotearse.

Mi poderoso cuerpo élite siempre se alzaba con la victoria.

También utilicé una técnica que consistía en visualizarme en un cálido recinto, sentado en una silla en compañía de un ángel guardián.

Enfrente nuestro se hallaban siete puertas: Las tres contadas de izquierda a derecha, tenían relación con el cuerpo; la puerta central con la divinidad, y las tres siguientes con las emociones.

Cuando se abría una puerta, el ángel y yo caminábamos hacia la misma, y al tiempo que cruzábamos el umbral, retrocedía a la edad de cinco años. Llegábamos a un jardín en donde había una vasija de barro conteniendo siete esferas de colores.

En las puertas relacionadas con el cuerpo, cada esfera simbolizaba un sistema del organismo, por ejemplo el *inmunológico*. En las puertas relacionadas con la mente, las bolas representaban una baja emoción como la gula, por citar una.

En mi estado de niñez, jugaba con las siete bolas hasta que estas eran purificadas por el rayo de una luz de un color específico, según la puerta.

Luego de esta catarsis regresaba con el ángel a la cálida y placentera habitación

Caminatas en la playa

En búsqueda de *vitamina D* por medio de la síntesis de la luz del sol, empecé a caminar por la playa en las mañanas, según la recomendación de mi mentor. Las caminatas a la orilla del mar, duraban entre treinta y cuarenta minutos. Las amenizaba escuchando música clásica durante el recorrido.

Al final de la ruta, me sentaba en un banco con los ojos cerrados, sintiendo cada estímulo del medio ambiente: La luz solar, la brisa marina, el olor del salitre, la arena en mis pies, el sonido de las olas rompiendo, en fin, tratando de sentir la presencia del Creador de todas esas maravillas.

El yoga

En el mes de julio del 2014, cumplía seis meses al frente de la tienda de artesanías en el viejo San Juan. Me sentía muy a gusto relacionándome con personas de diferentes culturas, el negocio estaba orientado a los turistas, la mayoría norteamericanos que desembarcaban de cruceros.

Aunque las características del negocio, no demandaban mayor esfuerzo físico o intelectual, la madrugada a las cuatro de la mañana para iniciar la terapia, y la acostada a las diez de la noche, después del último jugo, me ponían en un estado de cansancio que me preocupaba, por aquello de la cantidad de energía que requiere el *sistema inmunológico* en un proceso de sanación.

Mi mentor me indicó que podía seguir haciendo dos enemas diarios, uno en la mañana y otro en la noche, por los siguientes seis meses.

En un viejo libro de yoga que conservaba, pero que nunca había practicado, encontré la explicación para realizar de manera dinámica, una secuencia de doce movimientos.

El orden de las posturas que se efectuaba con respiración alternada de inhalación y exhalación, permitía que la columna vertebral se estirara en forma alternativa hacia adelante y hacia atrás. Así lo intenté y así logré realizar lo que se conoce como saludo al sol.

Empecé a practicar la primera de una serie de nueve posturas, descritas en el libro de yoga. A estas posiciones se les llamaba *asanas*.

La técnica implicaba un trabajo consciente sobre el cuerpo. Me enteré que en el oriente, el fin último y deseable de este método es lograr poco a poco la conexión con el ser cósmico, de ahí que *yoga* significa yugo, unión.

Los nombres de estas posiciones en sánscrito eran complicados. Por fortuna, también eran conocidos en su orden como: vela, arado, pez, pinza, cobra, saltamontes, arco, torsión y postura sobre la cabeza, considerada esta última como la reina de los *asanas*.

De esta manera me inicié en el *hatha yoga*, método que mantendrá por siempre en nivel de aprendiz a quien lo acoja. Por cierto, *hatha* significa insistencia, persistencia.

La meditación

Dos científicos del cerebro neoyorquinos: Richard Davidson y Jon Kabat Zinn, estudiaron el impacto de la meditación sobre la mente.

Davidson comenzó a practicarla en 1974, cuando era estudiante de doctorado en Harvard. En esa época, la disciplina era vista como un asunto de hippies y los métodos de medición científica no estaban bien desarrollados.

En 1992 se reunió con el Dalai Lama, y se entusiasmó con la posibilidad de realizar un riguroso estudio científico sobre la práctica de la meditación.

El científico estudió los cerebros de varios monjes budistas, utilizando ***imágenes de resonancia magnética***.

Por su parte, el doctor Kabat- Zinn, popularizó e impulso el uso de la meditación *"mindfulness"*. Finalizando la década del setenta inició un programa de la técnica en la universidad de Massachusetts. Definió su método de atención plena como: *"Prestar atención al momento presente sin juzgar"*.

En 1999, ambos investigadores midieron la actividad eléctrica cerebral en un grupo de voluntarios con **electroencefalogramas**. Con anterioridad se les había valorado los niveles de ansiedad y **estrés**. Después de esto, los participantes empezaron a seguir un curso de meditación.

Al cabo de cuatro meses, los dos científicos comprobaron en las personas estudiadas, que la región del cerebro encargada de las emociones y de una mayor o menor resistencia a la adversidad, había triplicado su activación; además, encontraron que el **sistema inmune** de los participantes había mejorado de manera notoria.

En un estudio realizado en Europa y Estados Unidos con un grupo de expertos meditadores, los investigadores encontraron que después de ocho horas de práctica, los voluntarios mostraron diferencias *genéticas* y moleculares en sus cuerpos, incluyendo la reducción de los *niveles de genes* vinculados con la *inflamación*, de la que se sirven las *células cancerosas* para crecer y multiplicarse.

Estas conclusiones me motivaron a utilizar la meditación como uno de los vehículos para llegar al sitio deseado, al equilibrio natural, a la salud.

Una vez que finalizaba los *asanas* del *hatha yoga*, me sentaba en una forma en la que colocaba el pie izquierdo sobre el muslo derecho y la pierna derecha por debajo, tratando de mantener erguida la columna, las manos apoyadas en las rodillas con las palmas hacia arriba.

Permanecía quince minutos en esa posición procurando habitar el momento presente con conciencia. En ese estado de atención no me esforzaba, no controlaba, no juzgaba, dejaba ir mis pensamientos. Seguía las instrucciones que había leído. La intención era calmar las aguas turbulentas de la mente para poder ver el fondo.

Había varias técnicas para lograrlo. La que más utilizaba, consistía en prestar atención a la respiración, sentía la entrada y salida del aire por las fosas nasales.

Sonaba simple, pero no era sencillo porque mi mente dispersa, como un mico picado por una avispa, evitaba a toda costa que tuviera atención plena del presente.

Lo intenté respiración tras respiración, una y otra vez. Cuanto más practicaba, esa "manera de ser", más la sentía y me resultaba más fácil entrar en ella.

Lograr concentrarse un solo minuto en el fluir de la respiración sin que se entrometieran pensamientos, no resultaba fácil. Era indispensable la paciencia y la constancia.

Me propuse realizar la meditación sentado con los pies apoyados en los muslos contrarios, lo que se conoce como posición de loto. Al principio no soportaba ni siquiera cinco segundos, tampoco podía mantener la columna erguida. Con el pasar de los meses logré llegar a quince minutos en dicha posición.

Para controlar la verticalidad de la postura, colocaba unas bolas de jugar tenis entre una pared y mi espalda; ubicadas en la parte baja, media y a la altura de la cabeza.

Encendía inciensos y en el reproductor de música escuchaba a unos monjes recitando una y otra vez el mantra *"om mani padme om"*. Luego de cada mantra corría con mi mano derecha una bolita de un collar de ciento seis cuentas, conocido como *mahla*.

Encontré en ese cuarto de hora, la mejor manera de silenciar el ego, la vanidad y el orgullo.

Con la oportunidad que se me estaba dando, también se me brindaba claridad para entender que si seguía en esa disciplina, sería al igual que con el *yoga*, aprendiz por el resto de mis días.

Baile, guitarra y karaoke

Me agradaba mucho bailar salsa con el reproductor de música en mis oídos. En esa media hora de no racionalización, me conectaba con el placer de vivir.

Pasé muchas horas practicando y cantando con la guitarra baladas, boleros, temas de cantautores, canciones del folklore latinoamericano, son cubano y otros ritmos excitantes. Encontraba este placer muy terapéutico.

Otra manera lúdica de disfrutar consistía en cantar sobre la pista de canciones de diferentes géneros de mi agrado a lo largo de mi existencia.

Descubrí que hacer lo que me apasionaba producía un bienestar similar a lo logrado con la meditación.

En el fondo, estaba aprendiendo a controlar el estrés. Tenía muy claro que a mayor ansiedad, menor sistema de defensa y por lo tanto, podían aumentarse las posibilidades de manifestación de la enfermedad.

Las anteriores herramientas señaladas se constituyeron en los medios que utilicé para llegar a la necesidad específica de la sanación de mi cuerpo y mente. No eran todas, tampoco las únicas técnicas.

Aunque las he descrito de manera sucinta, considero un deber el compartirlas. Me considero un intermediario entre el conocimiento que he adquirido y aquellas potenciales persona que puedan beneficiarse del mismo. También sigo siendo un aprendiz de estos métodos.

Puedo dar fe que estas disciplinas si se traducen en experiencias mediante la práctica, tienen un poderoso poder de transformación.

CAMBIAR O MORIR

"Mientras el soplo vital este fluyendo através de usted, more en eso"

Sri Nisargadatta Maharaj

El único proveedor que no entregaba los artículos en la tienda de artesanías, tenía su razón para ello: había pasado por una complicada operación en el páncreas.

En la primera visita que le hice, mientras su amable esposa de origen oriental empacaba los productos adquiridos, me mostró fotografías de los días de su operación. Lucía muy flaco y demacrado, dejó escapar una lágrima, recordando la abnegación y sufrimiento de su compañera.

La compra de mercancía coincidió con el mediodía. Le pedí permiso para consumir mi almuerzo Gerson que llevaba en un maletín. La terapia era muy estricta con los horarios.

El suplidor, observaba con curiosidad mi menú.

— ¿El médico recomendó restricciones en tu dieta luego de tu operación? —le pregunté.

—No muchacho, cuando salí del chequeo después de la intervención, me dijo puedes comerte un chuletón y tomarte una buena copa de vino.

Hay una frase que dice *que "si la mente es la bombilla, la conciencia es la electricidad que la ilumina".* Desde el momento de mi diagnostico, esa electricidad ha estado alumbrando a mi advertida existencia. La conciencia es el primer peldaño de la sanación.

Según expertos, nueve de diez personas, no hacen el cambio ante la inminente necesidad de modificar los hábitos para conservar su vida.

¿Por qué razón una persona que sabe que tiene una enfermedad muy grave, y es consciente que tiene que cambiar su estilo de vida o de lo contrario morirá, no puede hacerlo?

Al común de la personas les resulta difícil aceptar que algo tan simple como un cambio de la manera de alimentarse pueda hacer una enorme diferencia en la salud. Créase o no, así es.

La prevención consciente evitaría el duro trabajo de asumir disciplinas necesarias para revertir la progresión de enfermedades, muchas de ellas crónicas.

En 1993, el médico Dean Ornish logró motivar a la mayoría de sus *pacientes cardíacos* para cambiar sus costumbres y a mantener los nuevos hábitos saludables.

Las modificaciones consistían en dejar de fumar; llevar una dieta vegetariana; tomar clases de relajación, meditación y yoga; practicar ejercicio aeróbico y charlar en grupo dos veces a la semana. En compensación la compañía aseguradora que financió el estudio, cubriría los costos de las eventuales *intervenciones quirúrgicas coronarias*, en el evento de requerirse.

Luego de tres años un poco más de las dos terceras partes de los voluntarios, habían permanecido en el nuevo estilo de vida. Evitaron la cirugía, detuvieron el avance de la condición y en algunos se *revirtió* la enfermedad.

El doctor Ornish sintetiza en pocas palabras su cambio integral en el estilo de vida como: "Comer bien, moverse más, menos estrés, y amar más".

Hay un tipo de cambio que me resulta conmovedor, y me hace mirar con mucho respeto y ternura a quien lo asuma:

En la película *"Ikiru"* (vivir), del director japonés Akira Kurosawa, el protagonista, un funcionario público cumplido y ejemplar, recibió un día la noticia que tenía *cáncer de estómago*. Empezó a cuestionarse ¿qué fue su vida?

En el afán de redimir toda una vida mediocre, decidió dedicar el poco tiempo de existencia que le quedaba a la realización de un parque infantil, de una barriada pobre.

Poco después de que se materializara su sueño, muere solitario balanceándose en un columpio del parque, cantando bajo la nieve que cae:

"La vida es corta, enamórate chica,
antes que el rojo de los labios desaparezca,
antes que la sangre caliente se enfríe.
No tendrás nunca asegurada la vida de mañana.
La vida es corta, enamórate chica,
antes que el color negro del pelo pierda su fuerza,
antes que la llama del corazón se apague.
No volverá nunca a repetirse el día de hoy".

El legendario cantante y compositor boricua Sammy Ayala, estuvo varios años en el combo de Cortijo. Luego cual escudero fiel, acompañó en la orquesta de "Los Cachimbos" a su compadre Ismael Rivera haciendo coro y tocando el güiro.

Siempre quiso grabar boleros con el combo de Cortijo, pero Rafael, el director, nunca lo complació.

Transitó después por agrupaciones de escaso renombre y trabajó en una oficina de la lotería de Puerto Rico.

En una ocasión, estuvimos en un homenaje por su trayectoria, que se le hizo en la avenida Fernández Juncos, en el sector de Santurce. Su humildad era impactante.

A finales del 2012, decidió lanzarse como solista con una orquesta acompañante. La muerte se le atravesó en sus sueños. El maestro Ayala, uno de los fundadores del combo de Rafael Cortijo, falleció a causa del cáncer a los 79 años de edad.

Un proceso de sanación requiere equilibrio en todas las cosas que constituyen el diario vivir.

El doctor David Servan, antes de aceptar un desenlace final, expresó:

"Mirando hacia atrás mi error es más que obvio. No nos debemos agotar al extremo. Una de nuestras mejores defensas contra el cáncer, es encontrar un lugar de paz interior. Nunca logré encontrar esa calma y hoy lo lamento".

EL ENCUENTRO CON LA MUERTE

"La muerte es una vida vivida.

La vida es una muerte que viene"

Jorge Luis Borges

En una revisión de los momentos en que la parca me respiró en la nuca, me encontré con que mi madre pensó que en algún momento me iba a enterrar niño.

A los dos años sufrí una violenta **bronquitis** que hacía muy pobre la apuesta por mi vida.

A los catorce años, un primo y yo, bajábamos corriendo una montaña del cañón del río Guaitara en Nariño, Colombia. Me adelanté y en algún recodo del estrecho sendero, el perro que nos acompañaba se me atravesó y caí a un precipicio. Logré agarrarme de unas ramas. Permanecí colgado unos metros abajo del camino hasta ser rescatado por mi aterrado pariente.

Iniciando estudios universitarios en Popayán, Colombia, dejé en mi pieza de estudiante un libro que necesitaba en la clase próxima a empezar. Un compañero me prestó su bicicleta para ir a buscarlo. En un descenso de la loma de Cartagena, un sector alto en donde vivía, un motociclista violó una señal de pare y me estrellé con su vehículo motor. Mi cuerpo dio una vuelta completa en el aire y caí encima del pasajero que iba en la parte trasera. Ocurrió frente a la tienda en la que desayunaba todos los días. Los empleados del negocio, testigos del accidente, se explayaron contándome los detalles del incidente del que salí con una mano lastimada.

La tarde de un viernes, me dirigía en mi campero a un proyecto de construcción en el barrio San Fernando de Cali. En una intersección un conductor violó la señal del pare y su camioneta me impactó. Mi vehículo dio dos vueltas hasta que lo detuvo un hidrante. Me asistió en forma providencial un médico, a quien conocía desde mis días de estudiante universitario.

Me le escapé al abrazo de la muerte en más ocasiones, como la vez en que el brazo de una grúa cayó de manera estrepitosa a escasos metros de mi espalda en un proyecto de construcción en Humacao, Puerto Rico. En todos estos eventos, a excepción de la contada por mi madre, recordé haber sentido la mano protectora de la providencia.

Solo el Padre creador con su autoridad fijará el día o momento en que tengamos que partir.

La mayoría de los seres humanos, vivimos como si hubiésemos sellado un pacto que nos permite vivir hasta bien entrados los años. Un diagnóstico de una enfermedad seria, rompe el imaginario acuerdo.

Como Colón navegando interminables días sin avistar tierra, así es nuestro tránsito hacia la muerte. Llegará un momento que como el comandante Pinzón, gritaremos ¡muerte! Si la vislumbramos a lo lejos. ¿Cómo queremos reaccionar una vez la toquemos?, ¿cómo será el encuentro?

Hay seres humanos que en algún momento de la navegación, atisban la "tierra de la muerte", prefiriendo llegar a ella, antes de que ella les llegue.

El poeta Rilke, enfrentado a un diagnóstico de **leucemia**, al final de sus días expresó: *"Déjenme morir mi propia muerte y no la muerte de los médicos".*

La joven estadounidense Brittany Maynard, a quien le diagnosticaron una forma de *cáncer cerebral*, con un pronóstico de seis meses de vida, escogió "morir su propia muerte".

Ella se mudó a Oregón, para acogerse a la ley de muerte con dignidad, vigente en ese estado.

La joven padecía terribles dolores de cabeza. Había sido informada por los doctores que el tumor le causaría otros tormentos más espantosos y prolongados antes de morir.

Escogió el día primero de noviembre del 2014, para poner fin a su vida con asistencia de personal médico.

Antes del ocaso, cumplió su deseo de visitar el Gran Cañón del Colorado. Su último mensaje en la red social fue:

*"Adiós a todos mis queridos amigos y familiares que me aman. Hoy es el día que he elegido para morir con dignidad en vista de mi **enfermedad terminal**, este tipo de **cáncer cerebral** terrible que ha tomado mucho de mí [...] pero que habría tomado mucho más".*

El poeta colombiano Carlos Framb, acompañó los últimos años a su madre, quien padecía insoportables dolores producto de una **artrosis deformante**, insomnio y depresión.

Se sometió a una operación fallida que la dejó ciega en gran medida.

Tomó la decisión de abandonar la vida con la ayuda de su hijo.

En octubre de 2007 se cumplió lo pactado. La madre del poeta se tomó un coctel de potentes drogas preparado por su vástago. Ella desconocía que él planeaba acompañarla en su viaje.

El cuerpo del poeta resistió el letal ataque del veneno. Días después despertaría para darse cuenta que su madre había muerto.

Otras personas deciden hacer pública la inminente aceptación de la derrota, mezclando resignación, esperanza, positivismo y dignidad.

El escritor y neurólogo Oliver Sacks, recibió la noticia que padecía *metástasis* en el hígado de un *cáncer en el ojo derecho* detectado años atrás.

En una carta de despedida, manifestó que en sus últimos días había podido ver su vida en perspectiva y con sentido de conexión. En el tiempo que le quedara, trataría de saldar sus cuentas con el mundo y se concentraría en sus amigos, aquellos a quienes les diría adiós. No tendría tiempo para nada que no fuera esencial como la política o el calentamiento global. Admitía sentir miedo, pero también gratitud.

Añadió:

"No habrá nadie como nosotros cuando nos hayamos ido, pero tampoco no habrá nadie como cualquier otra persona, nunca. Cuando las personas mueren, no pueden ser reemplazadas. Dejan agujeros que no se pueden llenar, porque es el destino de todo ser humano el ser un individuo único, para encontrar su propio camino, vivir su propia vida y morir su propia muerte".

Oliver Sacks, murió a los ochenta y dos años el domingo 31 de agosto del 2015.

A mi modo de ver, en la mayoría de los casos, la relación enfermedad y paciente, más que una lucha, es una secuencia de acciones impredecibles, en que el paciente es un observador pasivo; sin embargo, hay personas que se aferran hasta el último hilito de vida, con un deseo que excede la implacabilidad del inevitable desenlace.

A mediados del 2011, el presidente de Venezuela Hugo Chávez, anunció que días antes había sido operado de cáncer en Cuba.

El mandatario comenzó tratamiento de *quimioterapia* por ciclos que terminaron en septiembre de ese año. Al mes siguiente declaró al mundo que estaba libre de cáncer.

En febrero del 2012, se conoció que el tumor había reaparecido en la misma zona. A los pocos días, el presidente regresó de nuevo al quirófano. Se sometió de nuevo a tratamiento de *quimioterapia*.

En el mes de abril, apareció en los medios con actitud devota y fervorosa, rogando:

"Y le digo a Dios: […] si me faltaba esto, bienvenido, pero dame vida, aunque sea vida llameante, vida dolorosa, no me importa, […], pero dame vida que todavía me quedan cosas por hacer, no me lleves todavía".

A mediados de ese mismo mes regresó a La Habana para retomar la *quimioterapia.*

En julio de ese año, volvió a asegurar que se encontraba libre de cáncer. En octubre, el mes en que fue reelegido presidente, recibió *terapia hiperbárica* en Cuba, como complemento a su tratamiento.

En diciembre, el presidente expresó que lo aquejaban *inflamaciones* y dolores, tal vez, en sus palabras *"por el tratamiento con **radioterapia** en una zona que es muy sensible".*

Volvería a Cuba *"a enfrentar esta nueva batalla",* según dijo, tras la recurrencia del cáncer.

En marzo del 2013, falleció. Según el jefe de la guardia presidencial, las últimas palabras que el presidente de Venezuela, le susurró al oído fueron: *"No quiero morir, por favor no me dejen morir".*

Hay personas que se han soltado del abrazo de la muerte luego de accidentes o de delicadas intervenciones quirúrgicas.

El autor del libro "Vida después de la vida", Raymond Moody, fué el primer médico que estudió de modo sistemático los fenómenos de supervivencia a la muerte corporal.

La primera persona que entrevistó para su investigación, un brillante profesor graduado en física muy joven, le manifestó que en su encuentro cercano con la muerte, tuvo una visión panorámica de su vida.

En ese estado él señalaba todos sus logros académicos y materiales, pero *"a la luz brillante no le interesaba eso, solo si había aprendido a amar".*

El neurocirujano estadounidense Eben Alexander, relata de la siguiente forma su encuentro cercano con la muerte, en su libro *"La prueba del cielo":*

"El 8 de noviembre de 2008 me desperté con un terrible dolor de cabeza que en apenas dos horas desembocó en un **derrame cerebral**. *Caí en un* **coma profundo**, *y durante siete días permanecí en ese estado, durante el cual viví una experiencia increíble y fuera de este mundo. El lugar en el que estuve es un sitio maravilloso, reconfortante y lleno de amor. No tengo miedo a morir porque ahora sé que no es el final".* .

La doctora suiza Elizabeth Kübler, dedicó muchos años de su vida profesional a proporcionar **cuidados paliativos** a pacientes moribundos.

Los relatos de varios de ellos relacionados con experiencias más allá del plano físico, la motivaron a investigar los casos de personas declaradas muertas dentro los parámetros médicos, y que por alguna causa se escaparon del abrazo de la muerte.

Llamó su atención el hecho que en varios de sus casos de estudio, los pacientes en estado de visible inconsciencia, reportaban haber abandonado sus cuerpos y observado desde una perspectiva elevada, las técnicas de reanimación y las reacciones de familiares y allegados.

También personas que tuvieron traumáticos accidentes y fueron consideradas clínicamente muertas, podían describir con precisión los detalles y las situaciones de las maniobras de salvamento.

La doctora después de su investigación concluyó que la muerte no existía, la consideró un abandono del cuerpo físico.

Afirmó que ninguno de sus enfermos quienes experimentaron encuentros cercanos con la muerte, tuvieron a continuación miedo de morir.

La investigadora con base en los relatos recogidos, registró que después del abandono del cuerpo físico, los seres desencarnados se encontraban con sus seres amados que habían partido con anterioridad, luego pasaban por una transición marcada por sus factores culturales. Daban una travesía por un puente o un túnel en donde veían al final una brillante luz blanca de absoluta claridad. En la medida en que se acercaban a ella se sentían llenos de un indescriptible e inimaginable amor incondicional.

Todos los que veían esta luz, no deseaban el regreso.

En esa presencia tomaban consciencia que todo es uno, alcanzaban el conocimiento. Muchos se dieron cuenta que Dios era el amor incondicional. Vivían la comprensión sin juicio.

En una revisión de sus vidas, conocían cada pensamiento, palabra y acto en cada momento de su existencia terrenal y las consecuencias que se derivaron de estos.

Se daban cuenta que ellos mismos eran sus enemigos y se reprochaban las oportunidades para crecer desaprovechadas. Muchas de estas calificadas como desgracias en el plano terrenal.

Elizabeth Kübler, falleció el 24 de agosto del 2004.

En su lecho de muerte, sus amigos y seres queridos le preguntaron si le temía a la muerte, a lo que ella contestó: *"No, de ningún modo me atemoriza; diría que me produce alegría de antemano. No tenemos nada que temer, pues la muerte no es el fin sino más bien un radiante comienzo. Nuestra vida en el cuerpo terrenal sólo representa una parte muy pequeña de nuestra existencia. Nuestra muerte no es el fin o la aniquilación total, sino que todavía nos esperan alegrías maravillosas".*

Un verso del poema *"Cuando yo me vaya"* del escritor argentino Carlos Alberto Boaglio, dice que *"a veces es más triste vivir olvidado que morir mil veces y ser recordado".*

Jiddu Krishnamurti, considerado como uno de los grandes pensadores y maestros religiosos de todos los tiempos, murió el 17 de febrero de 1986, a los 91 años, de **cáncer de páncreas**.

Las personas que lo acompañaron en sus últimos días, documentaron sus expresiones. Algunas de estas fueron las siguientes:

"Aquello no quiere residir en un cuerpo enfermo, un cuerpo que no podría funcionar".

"Me pregunto por qué "lo otro" no libera el cuerpo".

Refiriéndose a la muerte, expresó: *"Estoy esperándola. Es de lo más curioso. "Lo otro" y la muerte sostienen una lucha". "No tengo miedo de morir porque he vivido con la muerte toda mi vida. Jamás he guardado ninguna clase de recuerdos".*

Krishanmurti concluyó:

"[…] por setenta años esa inmensa energía, esa inteligencia, ha estado usando este cuerpo… y ahora el cuerpo ya no puede soportar más".

Prefacio

En mi deseo de encontrar sanación, he recurrido a tratamientos médicos y alternativos; he leído numerosos libros y artículos que vinculan el cáncer con la nutrición; he buscado consejo y asesoría; he meditado y orado. En todas estas opciones ha estado el Padre creador presente y la efectividad de las mismas es su obra.

En la búsqueda de equilibrio, me han iluminado diferentes métodos y recomendaciones de personas que han pasado por situaciones similares.

Existen lugares comunes y fundamentales, como la dieta vegetariana, los enemas de café para ayudar al proceso de desintoxicación del cuerpo y el fortalecimiento del sistema inmunológico.

Estos caminos son experiencias, más que creencias, y no son los únicos. Me siento bien compartiendo los beneficios que he obtenido adoptando estas alternativas, y lo que he aprendido enfrentando un cáncer.

Promuevo y defiendo los cambios en el estilo de vida para prevenir o revertir una enfermedad crónica. Asumo como un propósito de vida, la divulgación de una verdad que me ha servido, con la ilusión que le abra una puerta a la esperanza, a quien la necesite.

A menudo se nos advierte que aprendamos a escuchar el cuerpo. Me mantengo alerta con cualquier señal de molestia, o dolor donde no lo había. Cada vez confío más y mejor en mi voz interior y en la sabiduría de mí organismo.

Me he propuesto fluir sin angustias ni afanes, identificándome con la transformación de mí forma de ser, alimentación y relación con el prójimo. La he adoptado con humildad e inmensas ganas de vivir.

En la actualidad sigo una dieta vegana. Mis lemas son: "comer con conciencia"; "sano pero sabroso" y *"que tu alimento sea tu medicina"*.

Me practico un enema de café a diario.

Practico yoga y meditación. Asisto al gimnasio algunas veces en la semana sin obligaciones ni fuertes exigencias. De vez en cuando, camino en las mañanas por la orilla del mar. Intento mantenerme cerca del peso ideal. Bailo y canto. Oro, leo la biblia y doy gracias al Padre creador en todo momento.

Me someto a exámenes médicos cada seis meses para evaluar la adaptación de mi cuerpo a los cambios que he elegido Los últimos resultados gracias a Dios, han salido satisfactorios. Mantengo óptimos los niveles de glucosa, vitamina D y colesterol. Procuro que mi cuerpo permanezca en estado alcalino.

Me siento muy bien física, emocional y espiritualmente. Quienes me tratan manifiestan verme en perfecta condición.

El proceso de transformación que he vivido a partir del diagnóstico de **cáncer de vejiga**, me ha permitido comprender, que en ese cuerpo en donde está un órgano agredido por unas células descontroladas, también está mi vida.

La vida, un don que me fue regalado con el propósito de servir; experimentar el amor al prójimo; el amor de mis semejantes y el amor divino.

Para escribir este testimonio, necesitaba el envoltorio de carne y huesos por cuya sanación he luchado con fe, paciencia y constancia.

Una de las maneras de calificar el cáncer es mediante el rótulo *células "malignas"*. La parte más vulnerable que tiene el enemigo para atacarnos es el cuerpo físico, por medio de los malos hábitos y los miedos. Lucho con decisión día a día contra estos adversarios.

Estoy profundamente agradecido con mi esposa, su familia, mi familia, amigos y personas que me han dado la mano en mi proceso de sanación. Doy gracias al Padre creador por ponerlos en mi camino conforme a su plan. Uno no sale solo de una prueba como la que narro en este libro.

Quienes han experimentado encuentros cercanos con la muerte hablan de un estado de conciencia en donde el amor es puro e incondicional. Hay numerosos testimonios de sanación que se producen, si logramos conectar con ese estado de ser. Fe es creer en ese reino. Yo creo.

He aprendido que la ruptura con esa potente energía restauradora, la producen cosas transitorias y banales como el dinero acumulado, el poder, el afán de reconocimiento, el ego, el orgullo y los miedos.

Así lo comprobaron algunos personajes derrotados por el implacable cangrejo: Steve Jobs, Hugo Chávez, Christopher Hitchins, entre otros muchos, que en su momento creyeron que el mundo giraba alrededor de ellos, y no que el universo es un lugar en el que todos somos uno. *"Tat tuam asi"*, eso eres tú

San Juan, septiembre de 2015